Calories Burned Per Minute

G. Bernard Wong

WARNER BOOKS

A Warner Communications Company

WARNER BOOKS EDITION

This Warner Books Edition is published by arrangement with the author.

Warner Books, Inc.
666 Fifth Avenue
New York, N.Y. 10103

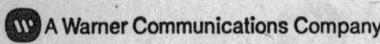

A Warner Communications Company

Printed in the United States of America

First Warner Books Printing: February, 1987

10 9 8 7 6 5 4 3 2

Fat, Muscle and The Fat Rat

Once upon a time there was a rat. A chubby rat. A fat chubby rat who introduced himself to me as The Fat Rat. I encountered this fuzzy creature on one of my early morning runs. We discussed many things and I found him to be very knowledgeable on the subjects of dieting, exercise and weight loss.

As you may already know—and what studies have proved—is that to be weight-effective a fitness program must combine exercise and calorie control.

Here's why.

When on a diet you may lose weight. The weight loss is generally in the forms of fat and muscle. Now the loss of fat is fine. However, the loss of muscle is detrimental because muscle loss means loss of strength and energy. And any strength and energy loss will lead to inactivity which will eventually lead to "zero" weight lost.

Exercise also reduces body fat, and even more important, replaces it with muscle. No diet can do that. As you increase muscle you increase strength and energy which leads to more activity. Activity and movement are the key ingredients to a successful weight loss and weight control program.

Adding muscle is the key to success. First, muscle gives you strength to burn fat. When you burn fat, you burn calories. Secondly, when exercise is combined with calorie control, calories never get a chance to become fat because they are turned into muscle. So with a higher percentage of muscle in your body, you look better and you can consume more calories without gaining weight.

The expertise of The Fat Rat in the diet and fitness area became the basis for creating **CALORIES BURNED PER MINUTE.** With **CALORIES BURNED PER MINUTE,** you will have all the practical information to stay both fit and trim. You will be able to tailor a personal program based on your desired weight activity level and the kinds of foods you actually eat.

And when you need a little motivation, heed the words of our friend, The Fat Rat. "If you plan to pig out, be prepared to sweat it out."

What is CALORIES BURNED PER MINUTE?

CALORIES BURNED PER MINUTE is a system for finding out which food/activity combinations will achieve the weight and fitness results you want. It's also a guide to developing an individualized fitness program based on your particular lifestyle and diet.

To put it simply, **CALORIES BURNED PER MINUTE** shows you how long it takes to burn off what you eat...how many minutes you must spend at any of over 75 different activities to use up the calories in over 1000 different foods.

Even more important, **CALORIES BURNED PER MINUTE** gives you this important information based on your individual needs, not some general "averages" for the whole population. The differences in time for each activity and food are adjusted to match both your personal lifestyle and present weight.

How to Use CALORIES BURNED PER MINUTE

You can use the **CALORIES BURNED PER MINUTE** charts in several ways, depending on what you want to accomplish.

#1 Slim-Down and Trim-Down Program

If you want to slim-down and shape-up, start by determining your general activity level from the Activity/Lifestyle Table. Then find your ideal daily calorie intake in the Daily Calorie Allowance Table. Finally, using the Calorie/Activity Tables, adjust your food intake . . . or better yet, your activity schedule . . . to prepare the best balance for meeting your goals.

#2 Burn Off the Binges

Everyone pigs out from time to time. Those late night raids on the refrigerator . . . the annual Thanksgiving dinner of turkey with all the dressings . . . hot dogs and cotton candy at the amusement park. Well, don't despair. Simply check the calorie value of your excesses and their exercise equivalents. Then you can jump, jog or jazzercise away all the latent lard—before it settles somewhere unattractively.

#3 Preserve Your Beautiful Body

When you've finally attained the fabulous form you've always wished for, **CALORIES BURNED PER MINUTE** can help you keep it that way. Check the Daily Calorie Allowance Table and make sure you're within the proper limits. Or beef-up your exercise schedule and feel free to indulge in an extra order of fried chicken. You won't have to worry anymore. All the information you need to maintain your lean lines can be located quickly on the tables inside.

Note: There are no charts for Low Active and Sedentary activities. The reason being that the activity levels in these two groupings would make the number of needed minutes so high that, in the end, they would become meaningless. The objective of **CALORIES BURNED PER MINUTE** is to get you moving. Remember the **Law of Inertia.**

Set Your Goal: Keep It Simple, Slim

The Law of AMA: Consult with your doctor first before you begin any diet and fitness program.

The Law of KISS: Set a goal. Do not make it complicated for yourself. Remember the KISS Principle: KEEP IT SIMPLE, SLIM.

The Law of 500: Reduce your calories by 500 per day:

A) Eliminate 250 calories from your diet; e.g., mayonnaise, butter, bread, etc.

B) Expend 260 calories through an exercise or fitness program.

C) By doing this, you will lose one pound in a week or 52 pounds in a year. The Fat Rat Laws stated above should guide you in starting your own fitness program. This simple graph will help you keep track of your weight loss. The graph for your use is on page 188 and there is an explanation of how to use the graph on this page. You should aim for the straight line loss for the best results. And remember the Law of Progression: One pound lost brings you closer to your goal than if you did not lose anything at all. Do not be discouraged.

Example: In the **Pounds to Lose** column circle your weight loss goal. Enter your starting weight on the adjacent line and your ideal weight on the line adjacent 0. Then circle the week number which corresponds to the **Pounds to Lose** number and begin charting your progress at that point on the graph.

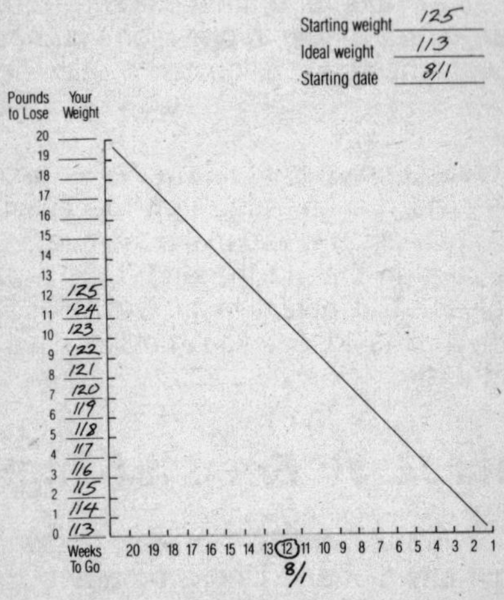

Author's Calculations Explained

The following pages list a number of activities that are classified according to their intensity level. The most efficient activities are those that are sustained for at least twenty minutes with the heart rate ranging between 120 beats per minute and the maximum target rate for a particular individual (see Heart Rate Table, p. xv). The effect of these efficient activities is easily measured because they can be performed at a continuous intensity level for a specific duration. Perfect examples of these are walking, running, cross-country skiing, aerobic dancing, swimming and bicycling (outdoor/stationary). Less efficient activities, such as football, are more difficult to measure accurately and are calculated by their peaks of intensity. Optimum exercise is efficient and enjoyable and should be performed three to four times a week.

I calculated the required exercise time for a particular weight group and activity level by taking an average of the number of calories burned per minute for all the activities in that activity group for each range of weight. For example, someone who falls into the Active-Active category and weighs 140 pounds will burn 10 calories per minute by cycling at 13 mph. An Active-Active person who weighs 159 pounds will burn 11 calories per minute doing the same work. For other Active-Active exercises, the calories burned per minute were as follows[1]:

---

[1]Katahn and Kuntzleman (see bibliography)

	140 lbs.	159 lbs.
Canadian 5BX 1A-2A	8 CB/M	10 CB/M
Cycling, 13 mph	10 CB/M	11 CB/M
Dancing—Advanced Aerobic	10 CB/M	11 CB/M
Running, 10 minutes per mile	9 CB/M	11 CB/M
Cross-Country Skiing, level walking	8 CB/M	9 CB/M
Tennis—Singles Competition	9 CB/M	10 CB/M

I used 9 calories burned per minute (the average) to calculate the number of minutes of exercise Active-Active people weighing 140 to 159 pounds would need to burn off the calories in various foods. The 9 CB/M were divided into the calories of each food item to determine the number of minutes of exercise necessary to burn them off; hence, the Active-Active person weighing 140 to 159 pounds will have to exercise 70 minutes to burn off the 630 calories in a Burger King Whopper.

I used this procedure to derive the recommended exercise time for each particular combination of weight, activity level and caloric content. A differential of plus or minus two minutes per 100 calories may exist among the calculations, but this is negligible.

Because we differ from each other, the durations of activity given in the charts should be used as guides—like traffic signs. However, not moving is the only violation for which we can be cited. Remember: No Stopping, No Parking—Keep Moving!

Fat Calories Calculated

Studies have indicated that we take in 40% to 50% of calories in fat. A healthier diet would involve cutting fat consumption in half, to 20% to 25%. Although there is some debate as to whether monounsaturated or polyunsaturated fat is better for you, all authorities agree that saturated fat, i.e. meat and dairy products, should constitute no more than half of our daily fat intake—the less, the better.

The % Fat column is intended to be a helpful guide for our daily diet. The calculation is based on nine calories for each gram of fat. To determine the fat calories of each food item, the total grams of fat were multiplied by nine. These fat calories were then divided by the total calories of the food item to determine the percentage of fat. This percentage gives us an idea of how much fat we are consuming. Remember, the only way to control The Fat Rat is to cut off his fat supply. (Beverages, fruits and vegetables contain no fat, so this column is not included for these groups except for vegetables prepared with other food and dairy items.)

Activity/Lifestyle Table

SUPER ACTIVE

Bicycle Mach Pulse Rate 130 20 mph
Canadian 5BX Chart 5A-6A
Running 7 or less mins per mile
Ski—cross-country 9 mph
Squash
Walking—competitive racing

VERY ACTIVE

Basketball—full court
Bicycle Mach Pulse Rate 130 18 mph
Canadian 5BX Chart 3A-4A
Circuit training
Cycling—racing
Football—tackle
Gymnastics—heavy workout
Handball—singles
Judo—karate—Martial arts
Racquetball—singles
Running—cross-country
Running, 7-8½ mins per mile
Ski—cross-country, 5 mph
Squash
Swimming—backstroke
Swimming—breaststroke
Swimming—crawl, fast
Trampoline
Walking—race

ACTIVE-ACTIVE
Basketball—½ court
Bicycle Mach Pulse Rate 130 15 mph
Canadian 5BX Chart 1A-2A
Climbing hills: 0–20 kg load
Cycling, 13 mph
Dancing—Advanced aerobic, minimum 20 mins
Fencing—competitive
Football—touch
Gymnastics—light workout
Handball—doubles
Horseback riding—gallop
Orienteering
Racquetball—doubles
Rowing—vigorous
Run/Jog, 10½–8½ mins per mile
Ski—hard snow, moderate speed
Ski—level walking
Soccer
Swimming—crawl, slow
Swimming—sidestroke
Tennis—singles, competitive
Walking, 13–15 mins per mile

MODERATELY ACTIVE
Badminton
Baseball—pitcher/catcher only
Bicycle Mach Pulse Rate 130 10 mph
Calisthenics—general
Canoeing—racing
Cycling, 9.4 mph
Dancing—intrmd aerobic, minimum 20 mins
Fencing—recreational
Golf—twosome, 9 holes, 1½ hours
Horseback riding—trotting
Run/jog, 11½ mins per mile
Scuba/skin diving
Skating—leisure (ice/roller)
Ski—soft snow, leisure
Swimming—treading fast
Tennis—doubles, competitive
Tennis—singles, recreational
Volleyball—competitive
Walking, 15–17½ mins per mile
Weight training

Busboy
Carpentry work—heavy
Chopping wood—hand
Digging
Gardening
Hunting—not sitting
Jackhammer
Lawn mowing—push

Pick and shovel—continuous
Sawing—hand
Sledding
Stone masonry

LOW ACTIVE
Archery
Bowling
Canoeing—leisure
Cycling, 5.5 mph
Dancing—beg aerobic, minimum 20 mins
Golf—foursome, 9 holes, 2 hours
Horseback riding—walking
Rowing machine—easy
Swimming—treading normal
Tennis—doubles, recreational
Volleyball—recreational
Walking, 17½–20 mins per mile

Baking (beating by hand)
Bartending—busy
Carpentry work—light
Chopping wood—power saw
Crane operator
Dancing
Dinner preparation
Domestic work—cleaning, etc.
Fishing
Gas station attendant
Lawn mowing—power
Mechanic work
Metalwork
Office work
Painting house
Paper hanging
Pool
Raking leaves and dirt
Sailing
Sawing—power
Sex—intercourse (active)
Shooting—pistol/rifle
Shopping
Snowmobiling
Snowshoveling
Steward & stewardess
Truck driving—heavy rig
Waitress work
Washing cars & polishing
Window cleaning

SEDENTARY
Bartending—slow
Carpooling
Card playing
Class work
Lecturing
Piano playing
Resting/sitting
Sewing/knitting/crocheting
Sex—foreplay
Sex—passive
Studying
Telephone—sitting/standing
Typing
Washing dishes

DAILY CALORIE ALLOWANCE TABLE

WOMEN	Super Active	Very Active	Active	Moderate Active	Low Active	Sedentary
WEIGHT						
80	1600	1440	1280	1120	960	800
90	1800	1620	1440	1260	1080	900
100	2000	1800	1600	1400	1200	1000
110	2200	1980	1760	1540	1320	1100
120	2400	2160	1920	1680	1440	1200
130	2600	2340	2080	1820	1560	1300
140	2800	2520	2240	1960	1680	1400
150	3000	2700	2400	2100	1800	1500
160	3200	2880	2560	2240	1920	1600
170	3400	3060	2720	2380	2040	1700
180	3600	3240	2880	2520	2160	1800

MEN	Super Active	Very Active	Active	Moderate Active	Low Active	Sedentary
WEIGHT						
100	2600	2350	2100	1850	1600	1350
110	2800	2530	2260	1990	1720	1450
120	3000	2710	2420	2130	1840	1550
130	3200	2890	2580	2270	1960	1650
140	3400	3070	2740	2410	2080	1750
150	3600	3250	2900	2550	2200	1850
160	3800	3430	3060	2690	2320	1950
170	4000	3610	3200	2830	2440	2050
180	4200	3790	3380	2970	2560	2150
190	4400	3970	3540	3110	2680	2250
200	4600	4150	3700	3250	2800	2350

HEART RATE TABLE

	STANDARD TARGET RATE	DR. KENNETH COOPER'S MAXIMUM TARGET RATE	
		Men	Women
Age	(220–Age × .75	(205–Age ÷ 2) × .8	(220–Age) × .8
20	150	156	160
21	149	156	159
22	149	155	158
23	148	155	158
24	147	154	157
25	146	154	156
26	146	154	155
27	145	153	154
28	144	153	154
29	143	152	153
30	143	152	152
31	142	152	151
32	141	151	150
33	140	151	150
34	140	150	149
35	139	150	148
36	138	150	147
37	137	149	146
38	137	149	146
39	136	148	145
40	135	148	144
41	134	148	143
42	134	147	142
43	133	147	142
44	132	146	141
45	131	146	140
46	131	146	139
47	130	145	138
48	129	145	138
49	128	144	137
50	128	144	136

51	127	144	135
52	126	143	134
53	125	143	134
54	125	142	133
55	124	142	132
56	123	142	131
57	122	141	130
58	122	141	130
59	121	140	129
60	120	140	128
61	119	140	127
62	119	139	126
63	118	139	126
64	117	138	125
65	116	138	124
66	116	138	123
67	115	137	122
68	114	137	122
69	113	136	121
70	113	136	120

Source: *The Aerobics Program for Total Well-being,* Dr. Kenneth H. Cooper

Table of Contents

Calories Burned Per Minute

FOOD ITEMS	SERVING SIZE	CALORIES	% FAT	SUPER-ACTIVE 100-119	120-139	140-159	160-179	180-199	200+	VERY-ACTIVE 100-119	120-139	140-159	160-179	180-199	200+
Candy—Commercial															
Almond Joy	1 oz	151	48	13	11	9	8	8	7	17	15	14	12	11	9
Bit-O-Honey		121	52	10	9	8	7	6	6	13	12	11	9	9	8
Butter Nut	1.8 oz	250	43	21	18	16	14	13	12	28	25	23	19	18	16
Cadbury—Chocolate Almond	1 oz	155	52	13	11	10	9	8	7	17	16	14	12	11	10
Chocolate Brazil Nut		156	52	13	11	10	9	8	7	17	16	14	12	11	10
Chocolate Hazelnut		155	52	13	11	10	9	8	7	17	16	14	12	11	10
Chocolate Krisp		146	43	12	10	9	8	7	7	16	15	13	11	10	9
Creme Eggs		136	40	11	10	9	8	7	6	15	14	12	10	10	9
Fruit & Nut		152	53	13	11	10	8	8	7	17	15	14	12	11	10
Milk Chocolate		151	48	13	11	9	8	8	7	17	15	14	12	11	9
Caravelle		137	33	11	10	9	8	7	7	15	14	12	11	10	9
Chunky, Milk Chocolate		120	30	10	9	8	7	6	6	13	12	11	9	9	8
Original		143	44	12	10	9	8	7	7	16	14	13	11	10	9
Peanut		151	54	13	11	9	8	8	7	17	15	14	12	11	9
Pecan		148	49	12	11	9	8	7	7	16	15	13	11	11	9

FOOD ITEMS	SERVING SIZE	CALORIES	% FAT	MINUTES OF EXERCISE — ACTIVE-ACTIVE 100-119	120-139	140-159	160-179	180-199	200+	MODERATELY ACTIVE 100-119	120-139	140-159	160-179	180-199	200+
Candy—Commercial															
Almond Joy	1 oz	151	48	22	19	17	15	14	13	38	30	25	22	19	17
Bit-O-Honey		121	52	17	15	13	12	11	10	30	24	20	17	15	13
Butter Nut	1.8 oz	250	43	36	31	28	25	23	21	63	50	42	36	31	28
Cadbury—Chocolate Almond	1 oz	155	52	22	19	17	16	14	13	39	31	26	22	19	17
Chocolate Brazil Nut		156	52	22	20	17	16	14	13	39	31	26	22	20	17
Chocolate Hazelnut		155	52	22	19	17	16	14	13	39	31	26	22	19	17
Chocolate Krisp		146	43	21	18	16	15	13	12	37	29	24	21	18	16
Creme Eggs		136	40	19	17	15	14	12	11	34	27	23	19	17	15
Fruit & Nut		152	53	22	19	17	15	14	13	38	30	25	22	19	17
Milk Chocolate		151	48	22	19	17	15	14	13	38	30	25	22	19	17
Caravelle		137	33	20	17	15	14	12	11	34	27	23	20	17	15
Chunky, Milk Chocolate		120	30	17	15	13	12	11	10	30	24	20	17	15	13
Original		143	44	20	18	16	14	13	12	36	29	24	20	18	16
Peanut		151	54	22	19	17	15	14	13	38	30	25	22	19	17
Pecan		148	49	21	19	16	15	13	12	37	30	25	21	19	16

FOOD ITEMS	SERVING SIZE	CALORIES	% FAT	MINUTES OF EXERCISE: SUPER-ACTIVE 100-119	120-139	140-159	160-179	180-199	200+	VERY-ACTIVE 100-119	120-139	140-159	160-179	180-199	200+
Candy—Commercial (cont'd)															
Hershey—Chocolate, Special Dark	1.02 oz	157	52	13	11	10	9	8	7	17	16	14	12	11	10
Golden Almond	1 oz	161	61	13	12	10	9	8	8	18	16	15	12	12	10
Kit Kat	1.5 oz	210	47	18	15	13	12	11	10	23	21	19	16	15	13
Krackel	1.2 oz	179	50	15	13	11	10	9	9	20	18	16	14	13	11
Milk Chocolate	1.07 oz	160	51	13	11	10	9	8	8	18	16	15	12	11	10
Milk Chocolate with Almonds	1.05 oz	160	56	13	11	10	9	8	8	18	16	15	12	11	10
Mr. Goodbar	1.65 oz	250	54	21	18	16	14	13	12	28	25	23	19	18	16
M & M	1.59 oz	220	41	18	16	14	12	11	10	24	22	20	17	16	14
M & M Peanuts	1.67 oz	240	45	20	17	15	13	12	11	27	24	22	18	17	15
Marathon	1.38 oz	179	35	15	13	11	10	9	9	20	18	16	14	13	11
Mars	1.7 oz	230	39	19	16	14	13	12	11	26	23	21	18	16	14
Milk Mounds	1 oz	138	52	12	10	9	8	7	7	15	14	13	11	10	9
Milk Shake	2 oz	250	29	21	18	16	14	13	12	28	25	23	19	18	16
Milky Way	2.1 oz	260	31	22	19	16	14	13	12	29	26	24	20	19	16
Mounds	1 oz	147	43	12	11	9	8	7	7	16	15	13	11	11	9

FOOD ITEMS	SERVING SIZE	CALORIES	% FAT	MINUTES OF EXERCISE — ACTIVE-ACTIVE 100-119	120-139	140-159	160-179	180-199	200+	MODERATELY ACTIVE 100-119	120-139	140-159	160-179	180-199	200+
Candy—Commercial (cont'd)															
Hershey—Chocolate, Special Dark	1.02 oz	157	52	22	20	17	16	14	13	39	31	26	22	20	17
Golden Almond	1 oz	161	61	23	20	18	16	15	13	40	32	27	23	20	18
Kit Kat	1.5 oz	210	47	30	26	23	21	19	18	53	42	35	30	26	23
Krackel	1.2 oz	179	50	26	22	20	18	16	15	45	36	30	26	22	20
Milk Chocolate	1.07 oz	160	51	23	20	18	16	15	13	40	32	27	23	20	18
Milk Chocolate with Almonds	1.05 oz	160	56	23	20	18	16	15	13	40	32	27	23	20	18
Mr. Goodbar	1.65 oz	250	54	36	31	28	25	23	21	63	50	42	36	31	28
M & M	1.59 oz	220	41	31	28	24	22	20	18	55	44	37	31	28	24
M & M Peanuts	1.67 oz	240	45	34	30	27	24	22	20	60	48	40	34	30	27
Marathon	1.38 oz	179	35	26	22	20	18	16	15	45	36	30	26	22	20
Mars	1.7 oz	230	39	33	29	26	23	21	19	58	46	38	33	29	26
Milk Mounds	1 oz	138	52	20	17	15	14	13	12	35	28	23	20	17	15
Milk Shake	2 oz	250	29	36	31	28	25	23	21	63	50	42	36	31	28
Milky Way	2.1 oz	260	31	37	33	29	26	24	22	65	52	43	37	33	29
Mounds	1 oz	147	43	21	18	16	15	13	12	37	29	25	21	18	16

FOOD ITEMS	SERVING SIZE	CALO-RIES	% FAT	SUPER-ACTIVE 100-119	120-139	140-159	160-179	180-199	200+	VERY-ACTIVE 100-119	120-139	140-159	160-179	180-199	200+
				MINUTES OF EXERCISE											
Candy—Commercial (cont'd)															
Oh Henry	1 oz	139	45	12	10	9	8	7	7	15	14	13	11	10	9
Pay Day	1.9 oz	250	43	21	18	16	14	13	12	28	25	23	19	18	16
Peppermint Patty	1 oz	124	15	10	9	8	7	6	6	14	12	11	10	9	8
Powerhouse		131	34	11	9	8	7	7	6	15	13	12	10	9	8
Reese's—Peanut Butter Cups	2 pieces	184	54	15	13	12	10	9	9	20	18	17	14	13	12
Peanut Butter Flvrd Chips	¼ cup	223	52	19	16	14	12	11	11	25	22	20	17	16	14
Pieces	1.7 oz	240	38	20	17	15	13	12	11	27	24	22	18	17	15
Snickers	2 oz	270	43	23	19	17	15	14	13	30	27	25	21	19	17
Starbar	1 oz	141	45	12	10	9	8	7	7	16	14	13	11	10	9
Summit	.76 oz	100	54	8	7	6	6	5	5	11	10	9	8	7	6
Thousand Dollar Bar	1.5 oz	200	36	17	14	13	11	10	10	22	20	18	15	14	13
Three Musketeers	2.28 oz	280	26	23	20	18	16	14	13	31	28	25	22	20	18
Twix	1.73 oz	120	45	10	9	8	7	6	6	13	12	11	9	9	8
Whatchamacallit	1.13 oz	173	47	14	12	11	10	9	8	19	17	16	13	12	11
Zero	2 oz	250	29	21	18	16	14	13	12	28	25	23	19	18	16

FOOD ITEMS	SERVING SIZE	CALORIES	% FAT	MINUTES OF EXERCISE: ACTIVE-ACTIVE 100-119	120-139	140-159	160-179	180-199	200+	MODERATELY ACTIVE 100-119	120-139	140-159	160-179	180-199	200+
Candy—Commercial (cont'd)															
Oh Henry	1 oz	139	45	20	17	15	14	13	12	35	28	23	20	17	15
Pay Day	1.9 oz	250	43	36	31	28	25	23	21	63	50	42	36	31	28
Peppermint Patty	1 oz	124	15	18	16	14	12	11	10	31	25	21	18	16	14
Powerhouse		131	34	19	16	15	13	12	11	33	26	22	19	16	15
Reese's—Peanut Butter Cups	2 pieces	184	54	26	23	20	18	17	15	46	37	31	26	23	20
Peanut Butter Flvrd Chips	¼ cup	223	52	32	28	25	22	20	19	56	45	37	32	28	25
Pieces	1.7 oz	240	38	34	30	27	24	22	20	60	48	40	34	30	27
Snickers	2 oz	270	43	39	34	30	27	25	23	68	54	45	39	34	30
Starbar	1 oz	141	45	20	18	16	14	13	12	35	28	24	20	18	16
Summit	.76 oz	100	54	14	13	11	10	9	8	25	20	17	14	13	11
Thousand Dollar Bar	1.5 oz	200	36	29	25	22	20	18	17	50	40	33	29	25	22
Three Musketeers	2.28 oz	280	26	40	35	31	28	25	23	70	56	47	40	35	31
Twix	1.73 oz	120	45	17	15	13	12	11	10	30	24	20	17	15	13
Whatchamacallit	1.13 oz	173	47	25	22	19	17	16	14	43	35	29	25	22	19
Zero	2 oz	250	29	36	31	28	25	23	21	63	50	42	36	31	28

FOOD ITEMS	SERVING SIZE	CALO-RIES	% FAT	MINUTES OF EXERCISE: SUPER-ACTIVE 100-119	120-139	140-159	160-179	180-199	200+	VERY-ACTIVE 100-119	120-139	140-159	160-179	180-199	200+
Candy—Generic															
Butterscotch Chips	1 oz	150	42	13	11	9	8	8	7	17	15	14	12	11	9
Caramels, Plain, Choc with Nuts	2 pieces	120	38	10	9	8	7	6	6	13	12	11	9	9	8
Chocolate Chips—Semisweet	¼ cup	220	49	18	16	14	12	11	10	24	22	20	17	16	14
Chocolate-Covered Almonds	1 oz	159	68	13	11	10	9	8	8	18	16	14	12	11	10
Choc Fudge Center	1 piece	129	35	11	9	8	7	6	6	14	13	12	10	9	8
Peanuts	1 oz	153	53	13	11	10	9	8	7	17	15	14	12	11	10
Raisins		115	31	10	8	7	6	6	5	13	12	10	9	8	7
Chocolate Kisses	6 pieces	154	53	13	11	10	9	8	7	17	15	14	12	11	10
English Toffee	1 oz	193	79	16	14	12	11	10	9	21	19	18	15	14	12
Fudge		112	24	9	8	7	6	6	5	12	11	10	9	8	7
Gumdrops	28 pieces	97	2	8	7	6	5	5	5	11	10	9	7	7	6
Hard Candy	6 pieces	108	3	9	8	7	6	5	5	12	11	10	8	8	7
Jellybeans	10 pieces	66	0	6	5	4	4	3	3	7	7	6	5	5	4
Malted Milk Balls	14 pieces	135	47	11	10	8	8	7	6	15	14	12	10	10	8
Peanut Brittle	1 oz	123	29	10	9	8	7	6	6	14	12	11	9	9	8

FOOD ITEMS	SERVING SIZE	CALORIES	% FAT	MINUTES OF EXERCISE: ACTIVE-ACTIVE 100-119	120-139	140-159	160-179	180-199	200+	MODERATELY ACTIVE 100-119	120-139	140-159	160-179	180-199	200+
Candy—Generic															
Butterscotch Chips	1 oz	150	42	21	19	17	15	14	13	38	30	25	21	19	17
Caramels, Plain, Choc with Nuts	2 pieces	120	38	17	15	13	12	11	10	30	24	20	17	15	13
Chocolate Chips—Semisweet	¼ cup	220	49	31	28	24	22	20	18	55	44	37	31	28	24
Chocolate-Covered Almonds	1 oz	159	68	23	20	18	16	14	13	40	32	27	23	20	18
Choc Fudge Center	1 piece	129	35	18	16	14	13	12	11	32	26	22	18	16	14
Peanuts	1 oz	153	53	22	19	17	15	14	13	38	31	26	22	19	17
Raisins		115	31	16	14	13	12	10	10	29	23	19	16	14	13
Chocolate Kisses	6 pieces	154	53	22	19	17	15	14	13	39	31	26	22	19	17
English Toffee	1 oz	193	79	28	24	21	19	18	16	48	39	32	28	24	21
Fudge		112	24	16	14	12	11	10	9	28	22	19	16	14	12
Gumdrops	28 pieces	97	2	14	12	11	10	9	8	24	19	16	14	12	11
Hard Candy	6 pieces	108	3	15	14	12	11	10	9	27	22	18	15	14	12
Jellybeans	10 pieces	66	0	9	8	7	7	6	6	17	13	11	9	8	7
Malted Milk Balls	14 pieces	135	47	19	17	15	14	12	11	34	27	23	19	17	15
Peanut Brittle	1 oz	123	29	18	15	14	12	11	10	31	25	21	18	15	14

FOOD ITEMS	SERVING SIZE	CALORIES	% FAT	MINUTES OF EXERCISE: SUPER-ACTIVE 100-119	120-139	140-159	160-179	180-199	200+	VERY-ACTIVE 100-119	120-139	140-159	160-179	180-199	200+
Chips, Snacks & Etc.															
Bacon Nips, Frito Lay	1 oz	148	55	12	11	9	8	7	7	16	15	13	11	11	9
Bugles General Mills		159	45	13	11	10	9	8	8	18	16	14	12	11	10
Cheese Puffs, Cheetos, Frito Lay		158	51	13	11	10	9	8	8	18	16	14	12	11	10
Cheese Straws	4 pieces	109	58	9	8	7	6	5	5	12	11	10	8	8	7
Cheese Twists	1 oz	153	59	13	11	10	9	8	7	17	15	14	12	11	10
Corn Chips, Frito Lay		154	58	13	11	10	9	8	7	17	15	14	12	11	10
Doritos		139	45	12	10	9	8	7	7	15	14	13	11	10	9
Fritos		154	58	13	11	10	9	8	7	17	15	14	12	11	10
Fritos BBQ		150	54	13	11	9	8	8	7	17	15	14	12	11	9
Popcorn		109		9	8	7	6	5	5	12	11	10	8	8	7
Cracker Jacks	3 oz box	350		29	25	22	19	18	17	39	35	32	27	25	22
Caramel Coated	1 oz	130		11	9	8	7	7	6	14	13	12	10	9	8
Cheese Flavored		180	10	15	13	11	10	9	9	20	18	16	14	13	11
Potato Chips		161	61	13	12	10	9	8	8	18	16	15	12	12	10
BBQ Flavored, Lay's		160	56	13	11	10	9	8	8	18	16	15	12	11	10

FOOD ITEMS	SERVING SIZE	CALORIES	% FAT	MINUTES OF EXERCISE: ACTIVE-ACTIVE 100-119	120-139	140-159	160-179	180-199	200+	MODERATELY ACTIVE 100-119	120-139	140-159	160-179	180-199	200+
Chips, Snacks, & Etc.															
Bacon Nips, Frito Lay	1 oz	148	55	21	19	16	15	13	12	37	30	25	21	19	16
Bugles, General Mills		159	45	23	20	18	16	14	13	40	32	27	23	20	18
Cheese Puffs, Cheetos, Frito Lay		158	51	23	20	18	16	14	13	40	32	26	23	20	18
Cheese Straws	4 pieces	109	58	16	14	12	11	10	9	27	22	18	16	14	12
Cheese Twists	1 oz	153	59	22	19	17	15	14	13	38	31	26	22	19	17
Corn Chips, Frito Lay		154	58	22	19	17	15	14	13	39	31	26	22	19	17
Doritos		139	45	20	17	15	14	13	12	35	28	23	20	17	15
Fritos		154	58	22	19	17	15	14	13	39	31	26	22	19	17
Fritos BBQ		150	54	21	19	17	15	14	13	38	30	25	21	19	17
Popcorn		109		16	14	12	11	10	9	27	22	18	16	14	12
Cracker Jacks	3 oz box	350		50	44	39	35	32	29	88	70	58	50	44	39
Caramel Coated	1 oz	130		19	16	14	13	12	11	33	26	22	19	16	14
Cheese Flavored		180	10	26	23	20	18	16	15	45	36	30	26	23	20
Potato Chips		161	61	23	20	18	16	15	13	40	32	27	23	20	18
BBQ Flavored, Lay's		160	56	23	20	18	16	15	13	40	32	27	23	20	18

FOOD ITEMS	SERVING SIZE	CALORIES	% FAT	MINUTES OF EXERCISE: SUPER-ACTIVE 100-119	120-139	140-159	160-179	180-199	200+	VERY-ACTIVE 100-119	120-139	140-159	160-179	180-199	200+
Chips, Snacks, & Etc. (cont'd)															
Potato Sticks	1½ oz can	231	58	19	17	14	13	12	11	26	23	21	18	17	14
Taco Chips	1 oz	129	63	11	9	8	7	6	6	14	13	12	10	9	8
Tortilla Chips		149	48	12	11	9	8	7	7	17	15	14	11	11	9
Nuts															
Almond, Chocolate	1 oz	142	70	12	10	9	8	7	7	16	14	13	11	10	9
Almonds, Dried/Salted	¼ cup	246	84	21	18	15	14	12	12	27	25	22	19	18	15
Almonds, Roasted/Salted	1 oz	176	82	15	13	11	10	9	8	20	18	16	14	13	11
Brazil Nuts, Shelled	4 med. nuts	114	79	10	8	7	6	6	5	13	11	10	9	8	7
Cashews, Dry Roasted	1 oz	160	73	13	11	10	9	8	8	18	16	15	12	11	10
Cashews, Oil Roasted		170	74	14	12	11	9	9	8	19	17	15	13	12	11
Filberts/Hazelnuts		180	89	15	13	11	10	9	9	20	18	16	14	13	11
Hickory Nuts		191	90	16	14	12	11	10	9	21	19	17	15	14	12
Macadamia Nuts, Roasted		197	92	16	14	12	11	10	9	22	20	18	15	14	12
Mixed Nuts, Shelled		180	80	15	13	11	10	9	9	20	18	16	14	13	11
Peanuts, Dry Roasted		176	77	15	13	11	10	9	8	20	18	16	14	13	11

FOOD ITEMS	SERVING SIZE	CALORIES	% FAT	MINUTES OF EXERCISE — ACTIVE-ACTIVE 100-119	120-139	140-159	160-179	180-199	200+	MODERATELY ACTIVE 100-119	120-139	140-159	160-179	180-199	200+
Chips, Snacks & Etc. (cont'd)															
Potato Sticks	1½ oz can	231	58	33	29	26	23	21	19	58	46	39	33	29	26
Taco Chips	1 oz.	129	63	18	16	14	13	12	11	32	26	22	18	16	14
Tortilla Chips		149	48	21	19	17	15	14	12	37	30	25	21	19	17
Nuts															
Almond, Chocolate	1 oz	142	70	20	18	16	14	13	12	36	28	24	20	18	16
Almonds, Dried/Salted	¼ cup	246	84	35	31	27	25	22	21	62	49	41	35	31	27
Almonds, Roasted/Salted	1 oz	176	82	25	22	20	18	16	15	44	35	29	25	22	20
Brazil Nuts, Shelled	4 med. nuts	114	79	16	14	13	11	10	10	29	23	19	16	14	13
Cashews, Dry Roasted	1 oz	160	73	23	20	18	16	15	13	40	32	27	23	20	18
Cashews, Oil Roasted		170	74	24	21	19	17	15	14	43	34	28	24	21	19
Filberts/Hazelnuts		180	89	26	23	20	18	16	15	45	36	30	26	23	20
Hickory Nuts		191	90	27	24	21	19	17	16	48	38	32	27	24	21
Macadamia Nuts, Roasted		197	92	28	25	22	20	18	16	49	39	33	28	25	22
Mixed Nuts, Shelled		180	80	26	23	20	18	16	15	45	36	30	26	23	20
Peanuts, Dry Roasted		176	77	25	22	20	18	16	15	44	35	29	25	22	20

FOOD ITEMS	SERVING SIZE	CALO-RIES	% FAT	MINUTES OF EXERCISE SUPER-ACTIVE 100-119	120-139	140-159	160-179	180-199	200+	VERY-ACTIVE 100-119	120-139	140-159	160-179	180-199	200+
Nuts (cont'd)															
Peanuts, Oil Roasted	1 oz	181	80	15	13	11	10	9	9	20	18	16	14	13	11
Pecans, Dry Roasted		200	86	17	14	13	11	10	10	22	20	18	15	14	13
Pignolia Nuts		157	78	13	11	10	9	8	7	17	16	14	12	11	10
Pinyon/Pine Nuts		180	85	15	13	11	10	9	9	20	18	16	14	13	11
Pistachio Nuts	4 oz in shell	337	82	28	24	21	19	17	16	37	34	31	26	24	21
Walnuts, Black	½ cup chopped	377	83	31	27	24	21	19	18	42	38	34	29	27	24
Walnuts, English	½ cup halves	326	89	27	23	20	18	16	16	36	33	30	25	23	20

FOOD ITEMS	SERVING SIZE	CALORIES	% FAT	MINUTES OF EXERCISE: ACTIVE-ACTIVE 100-119	120-139	140-159	160-179	180-199	200+	MODERATELY ACTIVE 100-119	120-139	140-159	160-179	180-199	200+
Nuts—(cont'd)															
Peanuts, Oil Roasted	1 oz	181	80	26	23	20	18	16	15	45	36	30	26	23	20
Pecans, Dry Roasted		200	86	29	25	22	20	18	17	50	40	33	29	25	22
Pignolia Nuts		157	78	22	20	17	16	14	13	39	31	26	22	20	17
Pinyon/Pine Nuts		180	85	26	23	20	18	16	15	45	36	30	26	23	20
Pistachio Nuts	4 oz in shell	337	82	48	42	37	34	31	28	84	67	56	48	42	37
Walnuts, Black	½ cup chopped	377	83	54	47	42	38	34	31	94	75	63	54	47	42
Walnuts, English	½ cup halves	326	89	47	41	36	33	30	27	82	65	54	47	41	36

FOOD ITEMS	SERVING SIZE	CALORIES	MINUTES OF EXERCISE											
			SUPER-ACTIVE						VERY-ACTIVE					
			100 119	120-139	140-159	160-179	180-199	200 +	100-119	120-139	140-159	160-179	180-199	200 +
Beverages—Carbonated														
Bitter Lemon	12 oz	192	16	14	12	11	10	9	21	19	17	15	14	12
Cactus Cooler		183	15	13	11	10	9	9	20	18	17	14	13	11
Chocolate		166	14	12	10	9	8	8	18	17	15	13	12	10
Coca Cola		144	12	10	9	8	7	7	16	14	13	11	10	9
Cola		129	11	9	8	7	6	6	14	13	12	10	9	8
Cream Soda		155	13	11	10	9	8	7	17	16	14	12	11	10
Fruit-Flavored Soda		166	14	12	10	9	8	8	18	17	15	13	12	10
Ginger Ale		136	11	10	9	8	7	6	15	14	12	10	10	9
Grape Soda		176	15	13	11	10	9	8	20	18	16	14	13	11
Lemon Lime		146	12	10	9	8	7	7	16	15	13	11	10	9
Mountain Dew		171	14	12	11	10	9	8	19	17	16	13	12	11
Mr. Pibb		140	12	10	9	8	7	7	16	14	13	11	10	9
Orange Soda		167	14	12	10	9	8	8	19	17	15	13	12	10
Pepsi Cola		156	13	11	10	9	8	7	17	16	14	12	11	10
Purple Passion		188	16	13	12	10	9	9	21	19	17	14	13	12

FOOD ITEMS	SERVING SIZE	CALORIES	MINUTES OF EXERCISE: ACTIVE-ACTIVE						MODERATELY ACTIVE					
			100-119	120-139	140-159	160-179	180-199	200+	100-119	120-139	140-159	160-179	180-199	200+
Beverages—Carbonated														
Bitter Lemon	12 oz	192	27	24	21	19	17	16	48	38	32	27	24	21
Cactus Cooler		183	26	23	20	18	17	15	46	37	31	26	23	20
Chocolate		166	24	21	18	17	15	14	42	33	28	24	21	18
Coca Cola		144	21	18	16	14	13	12	36	29	24	21	18	16
Cola		129	18	16	14	13	12	11	32	26	22	18	16	14
Cream Soda		155	22	19	17	16	14	13	39	31	26	22	19	17
Fruit-Flavored Soda		166	24	21	18	17	15	14	42	33	28	24	21	18
Ginger Ale		136	19	17	15	14	12	11	34	27	23	19	17	15
Grape Soda		176	25	22	20	18	16	15	44	35	29	25	22	20
Lemon Lime		146	21	18	16	15	13	12	37	29	24	21	18	16
Mountain Dew		171	24	21	19	17	16	14	43	34	29	24	21	19
Mr. Pibb		140	20	18	16	14	13	12	35	28	23	20	18	16
Orange Soda		167	24	21	19	17	15	14	42	33	28	24	21	19
Pepsi Cola		156	22	20	17	16	14	13	39	31	26	22	20	17
Purple Passion		188	27	24	21	19	17	16	47	38	31	27	24	21

FOOD ITEMS	SERVING SIZE	CALORIES	MINUTES OF EXERCISE: SUPER-ACTIVE 100-119	120-139	140-159	160-179	180-199	200+	VERY-ACTIVE 100-119	120-139	140-159	160-179	180-199	200+
Beverages—Carbonated (cont'd)														
Root Beer, Frostie	12 oz	154	13	11	10	9	8	7	17	15	14	12	11	10
Root Beer, Hires		146	12	10	9	8	7	7	16	15	13	11	10	9
Royal Cola		156	13	11	10	9	8	7	17	16	14	12	11	10
Royal Crown w/Twist		147	12	11	9	8	7	7	16	15	13	11	11	9
Seven Up		144	12	10	9	8	7	7	16	14	13	11	10	9
Sprite		144	12	10	9	8	7	7	16	14	13	11	10	9
Tahitian Treat		204	17	15	13	11	10	10	23	20	19	16	15	13
Teem		152	13	11	10	8	8	7	17	15	14	12	11	10
Tonic Water		132	11	9	8	7	7	6	15	13	12	10	9	8
Vanilla Cream		204	17	15	13	11	10	10	23	20	19	16	15	13
Upper 10		153	13	11	10	9	8	7	17	15	14	12	11	10
Vernors		139	12	10	9	8	7	7	15	14	13	11	10	9
Wink		193	16	14	12	11	10	9	21	19	18	15	14	12
Non-Carbonated Sweetened														
Awake—Frozen	1 cup	139	12	10	9	8	7	7	15	14	13	11	10	9

FOOD ITEMS	SERVING SIZE	CALORIES	MINUTES OF EXERCISE: ACTIVE-ACTIVE 100-119	120-139	140-159	160-179	180-199	200+	MODERATELY ACTIVE 100-119	120-139	140-159	160-179	180-199	200+
Beverages—Carbonated (cont'd)														
Root Beer, Frostie	12 oz	154	22	19	17	15	14	13	39	31	26	22	19	17
Root Beer, Hires		146	21	18	16	15	13	12	37	26	24	21	18	16
Royal Cola		156	22	20	17	16	14	13	39	31	26	22	20	17
Royal Crown w/Twist		147	21	18	16	15	13	12	37	29	25	21	18	16
Seven Up		144	21	18	16	14	13	12	36	29	24	21	18	16
Sprite		144	21	18	16	14	13	12	36	29	24	21	18	16
Tahitian Treat		204	29	26	23	20	19	17	51	41	34	29	26	23
Teem		152	22	19	17	15	14	13	38	30	25	22	19	17
Tonic Water		132	19	17	15	13	12	11	33	26	22	19	17	15
Vanilla Cream		204	29	26	23	20	19	17	51	41	34	29	26	23
Upper 10		153	22	19	17	15	14	13	38	31	26	22	19	17
Vernors		139	20	17	15	14	13	12	35	28	23	20	17	15
Wink		193	28	24	21	19	18	16	48	39	32	28	24	21
Non-Carbonated Sweetened														
Awake—Frozen	1 cup	139	20	17	15	14	13	12	35	28	23	20	17	15

FOOD ITEMS	SERVING SIZE	CALORIES	MINUTES OF EXERCISE: SUPER-ACTIVE 100-119	120-139	140-159	160-179	180-199	200+	VERY-ACTIVE 100-119	120-139	140-159	160-179	180-199	200+
Beverages: Non-Carbonated														
Sweetened (cont'd)														
Flavored Powder Drinks	1 cup	100	8	7	6	6	5	5	11	10	9	8	7	6
Hawaiian Punch		120	10	9	8	7	6	6	13	12	11	9	9	8
Lemonade, Frozen		110	9	8	7	6	6	5	12	11	10	8	8	7
Tang, Grape-Beverage		177	15	13	11	10	9	8	20	18	16	14	13	11
Tang, Orange-Beverage		135	11	10	8	8	7	6	15	14	12	10	10	8
Tea, Iced w/Sugar Canned		146	12	10	9	8	7	7	16	15	13	11	10	9
Alcoholic Beverages														
Ale and Beer	12 oz	151	13	11	9	8	8	7	17	15	14	12	11	9
Gin, Rum, Vodka, Whiskey, 80 Proof	1½ jigger	104	9	7	7	6	5	5	12	10	9	8	7	7
86 Proof		112	9	8	7	6	6	5	12	11	10	9	8	7
90 Proof		118	10	8	7	7	6	6	13	12	11	9	8	7
94 Proof		124	10	9	8	7	6	6	14	12	11	10	9	8
100 Proof		133	11	10	8	7	7	6	15	13	12	10	10	8
Mixed Drinks—Average	1 cocktail	200	17	14	13	11	10	10	22	20	18	15	14	13
Mixed Drinks—w/Syrup/Cream		301	25	22	19	17	15	14	33	30	27	23	22	19

FOOD ITEMS	SERVING SIZE	CALORIES	MINUTES OF EXERCISE: ACTIVE-ACTIVE 100-119	120-139	140-159	160-179	180-199	200+	MODERATELY ACTIVE 100-119	120-139	140-159	160-179	180-199	200+
Beverages: Non-Carbonated														
Sweetened (cont'd)														
Flavored Powder Drinks	1 cup	100	14	13	11	10	9	8	25	20	17	14	13	11
Hawaiian Punch		120	17	15	13	12	11	10	30	24	20	17	15	13
Lemonade, Frozen		110	16	14	12	11	10	9	28	22	18	16	14	12
Tang, Grape-Beverage		177	25	22	20	18	16	15	44	35	30	25	22	20
Tang, Orange-Beverage		135	19	17	15	14	12	11	34	27	23	19	17	15
Tea, Iced w/Sugar Canned		146	21	18	16	15	13	12	37	29	24	21	18	16
Alcoholic Beverages														
Ale and Beer	12 oz	151	22	19	17	15	14	13	38	30	25	22	19	17
Gin, Rum, Vodka, Whiskey, 80 Proof	1½ jigger	104	15	13	12	10	9	9	26	21	17	15	13	12
86 Proof		112	16	14	12	11	10	9	28	22	19	16	14	12
90 Proof		118	17	15	13	12	11	10	30	24	20	17	15	13
94 Proof		124	18	16	14	12	11	10	31	25	21	18	16	14
100 Proof		133	19	17	15	13	12	11	33	27	22	19	17	15
Mixed Drinks—Average	1 cocktail	200	29	25	22	20	18	17	50	40	33	29	25	22
Mixed Drinks—w/Syrup/Cream		301	43	38	33	30	27	25	75	60	50	43	38	33

FOOD ITEMS	SERVING SIZE	CALORIES	MINUTES OF EXERCISE: SUPER-ACTIVE 100-119	120-139	140-159	160-179	180-199	200+	VERY-ACTIVE 100-119	120-139	140-159	160-179	180-199	200+
Wines														
Red or White	6 oz	120	10	9	8	7	6	6	13	12	11	9	9	8
Other Selected Wines														
Baco Noir Burgundy	6 oz	138	12	10	9	8	7	7	15	14	13	11	10	9
Burgundy		180	15	13	11	10	9	9	20	18	16	14	13	11
Burgundy Sparkling		156	13	11	10	9	8	7	17	16	14	12	11	10
Cabernet Sauvignon		180	15	13	11	10	9	9	20	18	16	14	13	11
Champagne		150	13	11	9	8	8	7	17	15	14	12	11	9
Chateauneuf du Pape		160	13	11	10	9	8	8	18	16	15	12	11	10
Chateau Pontet Canet		144	12	10	9	8	7	7	16	14	13	11	10	9
Chateau Voigny		192	16	14	12	11	10	9	21	19	17	15	14	12
Chianti Classico		150	13	11	9	8	8	7	17	15	14	12	11	9
Claret		164	14	12	10	9	8	8	18	16	15	13	12	10
Cold Duck		180	15	13	11	10	9	9	20	18	16	14	13	11
Concord		250	21	18	16	14	13	12	28	25	23	19	18	16
Johannisberger Riesling		144	12	10	9	8	7	7	16	14	13	11	10	9

FOOD ITEMS	SERVING SIZE	CALORIES	MINUTES OF EXERCISE: ACTIVE-ACTIVE						MODERATELY ACTIVE					
			100-119	120-139	140-159	160-179	180-199	200+	100-119	120-139	140-159	160-179	180-199	200+
Wines														
Red or White	6 oz	120	17	15	13	12	11	10	30	24	29	17	15	13
Other Selected Wines														
Baco Noir Burgundy	6 oz	138	20	17	15	14	13	12	35	28	23	20	17	13
Burgundy		180	26	23	20	18	16	15	45	36	20	26	23	20
Burgundy Sparkling		156	22	20	17	16	14	13	39	31	26	22	20	17
Cabernet Sauvignon		180	26	23	20	18	16	15	45	36	30	26	23	20
Champagne		150	21	19	17	15	14	13	38	30	25	21	19	17
Chateauneuf du Pape		160	23	20	18	16	15	13	40	32	27	23	20	18
Chateau Pontet Canet		144	21	18	16	14	13	12	36	29	24	21	18	16
Chateau Voigny		192	27	24	21	19	17	16	48	38	32	27	24	21
Chianti Classico		150	21	19	17	15	14	13	38	30	25	21	19	17
Claret		164	23	21	18	16	15	14	41	33	27	23	21	18
Cold Duck		180	26	23	20	18	16	15	45	36	30	26	23	20
Concord		250	36	31	28	25	23	21	63	50	42	36	31	28
Johannisberger Riesling		144	21	18	16	14	13	12	36	29	24	21	18	16

FOOD ITEMS	SERVING SIZE	CALORIES	MINUTES OF EXERCISE: SUPER-ACTIVE 100-119	120-139	140-159	160-179	180-199	200+	VERY-ACTIVE 100-119	120-139	140-159	160-179	180-199	200+
Wines (cont'd)														
Madeira	6 oz	240	20	17	15	13	12	11	27	24	22	18	17	15
Pinot Chardonnay		180	15	13	11	10	9	9	20	18	16	14	13	11
Pinot Noir		180	15	13	11	10	9	9	20	18	16	14	13	11
Pommard		128	11	9	8	7	6	6	14	13	12	10	9	8
Port		290	24	21	18	16	15	14	32	29	26	22	21	18
Pouilly Fuisse		128	11	9	8	7	6	6	14	13	12	10	9	8
Rosé		125	10	9	8	7	6	6	14	13	11	10	9	8
Saint Emilion		126	11	9	8	7	6	6	14	13	11	10	9	8
Sauternes		180	15	13	11	10	9	9	20	18	16	14	13	11
Sherry		220	18	16	14	12	11	10	24	22	20	17	16	14
Soave		168	14	12	11	9	8	8	19	17	15	13	12	11
Valpolicella		168	14	12	11	9	8	8	19	17	15	13	12	11
Vermouth Dry		200	17	14	13	11	10	10	22	20	18	15	14	13
Vermouth Sweet		260	22	19	16	14	13	12	29	26	24	20	19	16

			MINUTES OF EXERCISE											
			ACTIVE-ACTIVE						MODERATELY ACTIVE					
FOOD ITEMS	SERVING SIZE	CALORIES	100-119	120-139	140-159	160-179	180-199	200+	100-119	120-139	140-159	160-179	180-199	200+
Wines (cont'd)														
Madeira	6 oz	240	34	30	27	24	22	20	60	48	40	34	30	27
Pinot Chardonnay		180	26	23	20	18	16	15	45	36	30	26	23	20
Pinot Noir		180	26	23	20	18	16	15	45	36	30	26	23	20
Pommard		128	18	16	14	13	12	11	32	26	21	18	16	14
Port		290	41	36	32	29	26	24	73	58	48	41	36	32
Pouilly Fuisse		128	18	16	14	13	12	11	32	26	21	18	16	14
Rosé		125	18	16	14	13	11	10	31	25	21	18	16	14
Saint Emilion		126	18	16	14	13	11	11	32	25	21	18	16	14
Sauternes		180	26	23	20	18	16	15	45	36	30	26	23	20
Sherry		220	31	28	24	22	20	18	55	44	37	31	28	24
Soave		168	24	21	19	17	15	14	42	34	28	24	21	19
Valpolicella		168	24	21	19	17	15	14	42	34	28	24	21	19
Vermouth Dry		200	29	25	22	20	18	17	50	40	33	29	25	22
Vermouth Sweet		260	37	33	29	26	24	22	65	52	43	37	33	29

FOOD ITEMS	SERVING SIZE	CALORIES	% FAT	SUPER-ACTIVE 100-119	120-139	140-159	160-179	180-199	200+	VERY-ACTIVE 100-119	120-139	140-159	160-179	180-199	200+
Breakfast Pastry															
Coffeecake, Mix	1 average	232	27	19	17	15	13	12	11	26	23	21	18	17	15
Apple, Frozen		177	39	15	13	11	10	9	8	20	18	16	14	13	11
Cinnamon		225	29	19	16	14	13	11	11	25	23	20	17	16	14
Honey Nut, Frozen		218	28	18	16	14	12	11	10	24	22	20	17	16	14
Danish, Almond—Frozen		344	38	29	25	22	19	17	16	38	34	31	26	25	22
Apple, Frozen		360	44	30	26	23	20	18	17	40	36	33	28	26	23
Caramel, Frozen		157	46	13	11	10	9	8	7	17	16	14	12	11	10
Cheese, Frozen		308	42	26	22	19	17	15	15	34	31	28	24	22	19
Cherry, Frozen		274	36	23	20	17	15	14	13	30	27	25	21	20	17
Cinnamon, Frozen		389	35	32	28	24	22	19	19	43	39	35	30	28	24
Cinnamon w/Raisins		135	43	11	10	8	8	7	6	15	14	12	10	10	8
Roll		148	51	12	11	9	8	7	7	16	15	13	11	11	9
Sweet Rolls—Caramel	1 roll	145	50	12	10	9	8	7	7	16	15	13	11	10	9
Cinnamon Roll		174	31	15	12	11	10	9	8	19	17	16	13	12	11
Sweet Roll		174	40	15	12	11	10	9	8	19	17	16	13	12	11

FOOD ITEMS	SERVING SIZE	CALORIES	% FAT	ACTIVE-ACTIVE 100-119	120-139	140-159	160-179	180-199	200+	MODERATELY ACTIVE 100-119	120-139	140-159	160-179	180-199	200+
Breakfast Pastry															
Coffeecake, Mix	1 average	232	27	33	29	26	23	21	19	58	46	39	33	29	26
Apple, Frozen		177	39	25	22	20	18	16	15	44	35	30	25	22	20
Cinnamon		225	29	32	28	25	23	20	19	56	45	38	32	28	25
Honey Nut, Frozen		218	28	31	27	24	22	20	18	55	44	36	31	27	24
Danish, Almond—Frozen		344	38	49	43	38	34	31	29	86	69	57	49	43	38
Apple, Frozen		360	44	51	45	40	36	33	30	90	72	60	51	45	40
Caramel, Frozen		157	46	22	20	17	16	14	13	39	31	26	22	20	17
Cheese, Frozen		308	42	44	39	34	31	28	26	77	62	51	44	39	34
Cherry, Frozen		274	36	39	34	30	27	25	23	69	55	46	39	34	30
Cinnamon, Frozen		389	35	56	49	43	39	35	32	97	78	65	56	49	43
Cinnamon w/Raisins		135	43	19	17	15	14	12	11	34	27	23	19	17	15
Roll		148	51	21	19	16	15	13	12	37	30	25	21	19	16
Sweet Rolls—Caramel	1 roll	145	50	21	18	16	15	13	12	36	29	24	21	18	16
Cinnamon Roll		174	31	25	22	19	17	16	15	44	35	29	25	22	19
Sweet Roll		174	40	25	22	19	17	16	15	44	35	29	25	22	19

FOOD ITEMS	SERVING SIZE	CALORIES	% FAT	SUPER-ACTIVE 100-119	120-139	140-159	160-179	180-199	200+	VERY-ACTIVE 100-119	120-139	140-159	160-179	180-199	200+
Grains: Breads, Cereals, Etc.															
Bagel	1 bagel	165	8	14	12	10	9	8	8	18	17	15	13	12	10
Biscuit, Baking Powder	1 biscuit	129	28	11	9	8	7	6	6	14	13	12	10	9	8
Biscuit, Buttermilk		82	42	7	6	5	5	4	4	9	8	7	6	6	5
Biscuit, From Cnd. Dough		97	45	8	7	6	5	5	5	11	10	9	7	7	6
Biscuit, w/Self Rising Flour		130	28	11	9	8	7	7	6	14	13	12	10	9	8
Breads															
Banana Tea	1 slice	134	15	11	10	8	7	7	6	15	13	12	10	10	8
Boston Brown	2 slices	186	9	16	13	12	10	9	9	21	19	17	14	13	12
Bran Raisin	1 thick slice	148	15	12	11	9	8	7	7	16	15	13	11	11	9
Cinnamon	2 slices	136	23	11	10	9	8	7	6	15	14	12	10	10	9
Cinnamon Raisin		120	23	10	9	8	7	6	6	13	12	11	9	9	8
Cornbread, From Mix	1 piece/cake	105	29	9	8	7	6	5	5	12	11	10	8	8	7
Cornpone, Whole Ground Cornmeal		92	23	8	7	6	5	5	4	10	9	8	7	7	6
Cracked Wheat	2 slices	120	12	10	9	8	7	6	6	13	12	11	9	9	8
French/Vienna		116	13	10	8	7	6	6	6	13	12	11	9	8	7

MINUTES OF EXERCISE

FOOD ITEMS	SERVING SIZE	CALO-RIES	% FAT	MINUTES OF EXERCISE ACTIVE-ACTIVE 100-119	120-139	140-159	160-179	180-199	200+	MODERATELY ACTIVE 100-119	120-139	140-159	160-179	180-199	200+
Grains: Breads, Cereals, Etc.															
Bagel	1 bagel	165	8	24	21	18	17	15	14	41	33	28	24	21	18
Biscuit, Baking Powder	1 biscuit	129	28	18	16	14	13	12	11	32	26	22	18	16	14
Biscuit, Buttermilk		82	42	12	10	9	8	7	7	21	16	14	12	10	9
Biscuit, From Cnd. Dough		97	45	14	12	11	10	9	8	24	19	16	14	12	11
Biscuit, w/Self Rising Flour		130	28	19	16	14	13	12	11	33	26	22	19	16	14
Breads															
Banana Tea	1 slice	134	15	19	17	15	13	12	11	34	27	22	19	17	15
Boston Brown	2 slices	186	9	27	23	21	19	17	16	47	37	31	27	23	21
Bran Raisin	1 thick slice	148	15	21	19	16	15	13	12	37	30	25	21	19	16
Cinnamon	2 slices	136	23	19	17	15	14	12	11	34	27	23	19	17	15
Cinnamon Raisin		120	23	17	15	13	12	11	10	30	24	20	17	15	13
Cornbread, From Mix	1 piece/cake	105	29	15	13	12	11	10	9	26	21	18	15	13	12
Cornpone, Whole Ground Cornmeal		92	25	13	12	10	9	8	8	23	18	15	13	12	10
Cracked Wheat	2 slices	120	12	17	15	13	12	11	10	30	24	20	17	15	13
French/Vienna		116	13	17	15	13	12	11	10	29	23	19	17	15	13

FOOD ITEMS	SERVING SIZE	CALORIES	% FAT	MINUTES OF EXERCISE: SUPER-ACTIVE 100-119	120-139	140-159	160-179	180-199	200+	VERY-ACTIVE 100-119	120-139	140-159	160-179	180-199	200+
Grains: Breads, Cereals, Etc. (cont'd)															
Fresh Horizons, Light/Dark	2 slices	108	9	9	8	7	6	5	5	12	11	10	8	8	7
Hillbilly		112	11	9	8	7	6	6	5	12	11	10	9	8	7
Hollywood Light/Dark		98	13	8	7	6	5	5	5	11	10	9	8	7	6
Honey Cracked Wheat		148	14	12	11	9	8	7	7	16	15	13	11	11	9
Italian		110	3	9	8	7	6	6	5	12	11	10	8	8	7
Profile Light		110	12	9	8	7	6	6	5	12	11	10	8	8	7
Profile Dark		128	18	11	9	8	7	6	6	14	13	12	10	9	8
Raisin		120	14	10	9	8	7	6	6	13	12	11	9	9	8
Roman Meal		112	13	9	8	7	6	6	5	12	11	10	9	8	7
Rye American		112	12	9	8	7	6	6	5	12	11	10	9	8	7
Rye Dutch		80	12	7	6	5	4	4	4	9	8	7	6	6	5
Rye Pumpernickel		158	9	13	11	10	9	8	8	18	16	14	12	11	10
Salt-Free		122	13	10	9	8	7	6	6	14	12	11	9	9	8
Salt-Rising		134	21	11	10	8	7	7	6	15	13	12	10	10	8
Spoonbread	1 serving	187	52	16	13	12	10	9	9	21	19	17	14	13	12

FOOD ITEMS	SERVING SIZE	CALORIES	% FAT	MINUTES OF EXERCISE: ACTIVE-ACTIVE 100-119	120-139	140-159	160-179	180-199	200+	MODERATELY ACTIVE 100-119	120-139	140-159	160-179	180-199	200+
Grains: Breads, Cereals, Etc. (cont'd)															
Fresh Horizons, Light/Dark	2 slices	108	9	15	14	12	11	10	9	27	22	18	15	14	12
Hillbilly		112	11	16	14	12	11	10	9	28	22	19	16	14	12
Hollywood Light/Dark		98	13	14	12	11	10	9	8	25	20	16	14	12	11
Honey Cracked Wheat		148	14	21	19	16	15	13	12	37	30	25	21	19	16
Italian		110	3	16	14	12	11	10	9	28	22	18	16	14	12
Profile Light		110	12	16	14	12	11	10	9	28	22	18	16	14	12
Profile Dark		128	18	18	16	14	13	12	11	32	26	21	18	16	14
Raisin		120	14	17	15	13	12	11	10	30	24	20	17	15	13
Roman Meal		112	13	16	14	12	11	10	9	28	22	19	16	14	12
Rye American		112	12	16	14	12	11	10	9	28	22	19	16	14	12
Rye Dutch		80	12	11	10	9	8	7	7	20	16	13	11	10	9
Rye Pumpernickel		158	9	23	20	18	16	14	13	40	32	26	23	20	18
Salt-Free		122	13	17	15	14	12	11	10	31	24	20	17	15	14
Salt-Rising		134	21	19	17	15	13	12	11	34	27	22	19	17	15
Spoonbread	1 serving	187	52	27	23	21	19	17	16	47	37	31	27	23	21

FOOD ITEMS	SERVING SIZE	CALORIES	% FAT	MINUTES OF EXERCISE: SUPER-ACTIVE							VERY-ACTIVE					
				100-119	120-139	140-159	160-179	180-199	200+	100-119	120-139	140-159	160-179	180-199	200+
Grains, Breads, Cereals, Etc. (cont'd)															
Wheat Germ	2 slices	158	13	13	11	10	9	8	8	18	16	14	12	11	10
White		124	13	10	9	8	7	6	6	14	12	11	10	9	8
Whole Wheat		112	15	9	8	7	6	6	5	12	11	10	9	8	7
French Toast	1 slice	119	39	10	9	7	7	6	6	13	12	11	9	9	7
Muffins															
Blueberry	1 average	112	33	9	8	7	6	6	5	12	11	10	9	8	7
Bran		104	26	9	7	7	6	5	5	12	10	9	8	7	7
Cherry		163	33	14	12	10	9	8	8	18	16	15	13	12	10
Corn w/Enriched Cornmeal		141	31	12	10	9	8	7	7	16	14	13	11	10	9
Corn w/Whole Grain Cornmeal		130	32	11	9	8	7	7	6	14	13	12	10	9	8
English, Thomas		138	30	12	10	9	8	7	7	15	14	13	11	10	9
Plain		118	30	10	8	7	7	6	6	13	12	11	9	8	7
Raisin		159	23	13	11	10	9	8	8	18	16	14	12	11	10
Soy		119	33	10	9	7	7	6	6	13	12	11	9	9	7
Whole Wheat		103	23	9	7	6	6	5	5	11	10	9	8	7	6

FOOD ITEMS	SERVING SIZE	CALORIES	% FAT	MINUTES OF EXERCISE: ACTIVE-ACTIVE 100-119	120-139	140-159	160-179	180-199	200+	MODERATELY ACTIVE 100-119	120-139	140-159	160-179	180-199	200+
Grains, Breads, Cereals, Etc. (cont'd)															
Wheat Germ	2 slices	158	13	23	20	18	16	14	13	40	32	26	23	20	18
White		124	13	18	16	14	12	11	10	31	25	21	18	16	14
Whole Wheat		112	15	16	14	12	11	10	9	28	22	19	16	14	12
French Toast	1 slice	119	39	17	15	13	12	11	10	30	24	20	17	15	13
Muffins															
Blueberry	1 average	112	33	16	14	12	11	10	9	28	22	19	16	14	12
Bran		104	26	15	13	12	10	9	9	26	21	17	15	13	12
Cherry		163	33	23	20	18	16	15	14	41	33	27	23	20	18
Corn w/Enriched Cornmeal		141	31	20	18	16	14	13	12	35	28	24	20	18	16
Corn w/Whole Grain Cornmeal		130	32	19	16	14	13	12	11	33	26	22	19	16	14
English, Thomas		138	30	20	17	15	14	13	12	35	28	23	20	17	15
Plain		118	30	17	15	13	12	11	10	30	24	20	17	15	13
Raisin		159	23	23	20	18	16	14	13	40	32	27	23	20	18
Soy		119	33	17	15	13	12	11	10	30	24	20	17	15	13
Whole Wheat		103	23	15	13	11	10	9	9	26	21	17	15	13	11

				MINUTES OF EXERCISE											
				SUPER-ACTIVE						VERY-ACTIVE					
FOOD ITEMS	SERVING SIZE	CALO-RIES	% FAT	100-119	120-139	140-159	160-179	180-199	200+	100-119	120-139	140-159	160-179	180-199	200+
Grains—Hot Cereals															
Corn (Hominy) Grits Regular/Quick	1 cup	145	0	12	10	9	8	7	7	16	15	13	11	10	9
Instant, Plain	1 pkt	80	0	7	6	5	4	4	4	9	8	7	6	6	5
Cream of Wheat Regular/Instant	1 cup	140	0	12	10	9	8	7	7	16	14	13	11	10	9
Mix 'n Eat Plain	1 pkt	100	0	8	7	6	6	5	5	11	10	9	8	7	6
Malt-O-Meal	1 cup	120	0	10	9	8	7	6	6	13	12	11	9	9	8
Oatemal—Nonfortified Regular/Instant		145	12	12	10	9	8	7	7	16	15	13	11	10	9
Fortified-Instant Plain	1 pkt	105	17	9	8	7	6	5	5	12	11	10	8	8	7
Fortified-Instant Flavored		160	11	13	11	10	9	8	8	18	16	15	12	11	10
Grains—Cold Cereals															
All-Bran	1 oz	70	13	6	5	4	4	4	3	8	7	6	5	5	4
Cap'n Crunch		120	23	10	9	8	7	6	6	13	12	11	9	9	8
Cheerios		110	16	9	8	7	6	6	5	12	11	10	8	8	7
Corn Flakes Kellogg's		110	0	9	8	7	6	6	5	12	11	10	8	8	7
Toasties		110	0	9	8	7	6	6	5	12	11	10	8	8	7
40% Bran Flakes Kellogg's		90	10	8	6	6	5	5	4	10	9	8	7	6	6
Post		90	0	8	6	6	5	5	4	10	9	8	7	6	6

				MINUTES OF EXERCISE											
				ACTIVE-ACTIVE						MODERATELY ACTIVE					
FOOD ITEMS	SERVING SIZE	CALORIES	% FAT	100-119	120-139	140-159	160-179	180-199	200+	100-119	120-139	140-159	160-179	180-199	200+
Grains: Hot Cereals															
Corn (Hominy) Grits Regular/Quick	1 cup	145	0	21	18	16	15	13	12	36	29	24	21	18	16
Instant, Plain	1 pkt	80	0	11	10	9	8	7	7	20	16	13	11	10	9
Cream of Wheat Regular/Instant	1 cup	140	0	20	18	16	14	13	12	35	28	23	20	18	16
Mix 'n Eat Plain	1 pkt	100	0	14	13	11	10	9	8	25	20	17	14	13	11
Malt-O-Meal	1 cup	120	0	17	15	13	12	11	10	30	24	20	17	15	13
Oatmeal-Nonfortified Regular/Instant		145	12	21	18	16	15	13	12	36	29	24	21	18	16
Fortified-Instant Plain	1 pkt	105	17	15	13	12	11	10	9	26	21	18	15	13	12
Fortified-Instant Flavored		160	11	23	20	18	16	15	13	40	32	27	23	20	18
Grains: Cold Cereals															
All-Bran	1 oz	70	13	10	9	8	7	6	6	18	14	12	10	9	8
Cap'n Crunch		120	23	17	15	13	12	11	10	30	24	20	17	15	13
Cheerios		110	16	16	14	12	11	10	9	28	22	18	16	14	12
Corn Flakes Kellogg's		110	0	16	14	12	11	10	9	28	22	18	16	14	12
Toasties		110	0	16	14	12	11	10	9	28	22	18	16	14	12
40% Bran Flakes Kellogg's		90	10	13	11	10	9	8	8	23	18	15	13	11	10
Post		90	0	13	11	10	9	8	8	23	18	15	13	11	10

FOOD ITEMS	SERVING SIZE	CALORIES	% FAT	MINUTES OF EXERCISE SUPER-ACTIVE 100-119	120-139	140-159	160-179	180-199	200+	VERY-ACTIVE 100-119	120-139	140-159	160-179	180-199	200+
Grains—Cold Cereals (cont'd)															
Froot Loops	1 oz	110	8	9	8	7	6	6	5	12	11	10	8	8	7
Golden Grahams		110	8	9	8	7	6	6	5	12	11	10	8	8	7
Grape Nuts		100	0	8	7	6	6	5	5	11	10	9	8	7	6
Honey Nut		105	9	9	8	7	6	5	5	12	11	10	8	8	7
Lucky Charms		110	8	9	8	7	6	6	5	12	11	10	8	8	7
Nature Valley		125	36	10	9	8	7	6	6	14	13	11	10	9	8
100% Nature Cereal		135	40	11	10	8	8	7	6	15	14	12	10	10	8
Product 19		110	0	9	8	7	6	6	5	12	11	10	8	8	7
Raisin Bran: Kellogg's		90	10	8	6	6	5	5	4	10	9	8	7	6	6
Post		85	11	7	6	5	5	4	4	9	9	8	7	6	5
Rice Krispies		110	0	9	8	7	6	6	5	12	11	10	8	8	7
Shredded Wheat		100	9	8	7	6	6	5	5	11	10	9	8	7	6
Special K		110	0	9	8	7	6	6	5	12	11	10	8	8	7
Super Sugar Crisp		105	0	9	8	7	6	5	5	12	11	10	8	8	7
Sugar Frosted Flakes—Kellogg's		110	0	9	8	7	6	6	5	12	11	10	8	8	7

FOOD ITEMS	SERVING SIZE	CALORIES	% FAT	MINUTES OF EXERCISE: ACTIVE-ACTIVE 100-119	120-139	140-159	160-179	180-199	200+	MODERATELY ACTIVE 100-119	120-139	140-159	160-179	180-199	200+
Grains—Cold Cereals (cont'd)															
Froot Loops	1 oz	110	8	16	14	12	11	10	9	28	22	18	16	14	12
Golden Grahams		110	8	16	14	12	11	10	9	28	22	18	16	14	12
Grape Nuts		100	0	14	13	11	10	9	8	25	20	17	14	13	11
Honey Nut		105	9	15	13	12	11	10	9	26	21	18	15	13	12
Lucky Charms		110	8	16	14	12	11	10	9	28	22	18	16	14	12
Nature Valley		125	36	18	16	14	13	11	10	31	25	21	18	16	14
100% Nature Cereal		135	40	19	17	15	14	12	11	34	27	23	19	17	15
Product 19		110	0	16	14	12	11	10	9	28	22	18	16	14	12
Raisin Bran: Kellogg's		90	10	13	11	10	9	8	8	23	18	15	13	11	10
Post		85	11	12	11	9	9	8	7	21	17	14	12	11	9
Rice Krispies		110	0	16	14	12	11	10	9	28	22	18	16	14	12
Shredded Wheat		100	9	14	13	11	10	9	8	25	20	17	14	13	11
Special K		110	0	16	14	12	11	10	9	28	22	18	16	14	12
Super Sugar Crisp		105	0	15	13	12	11	10	9	26	21	18	15	13	12
Sugar Frosted Flakes—Kellogg's		110	0	16	14	12	11	10	9	28	22	18	16	14	12

FOOD ITEMS	SERVING SIZE	CALORIES	% FAT	MINUTES OF EXERCISE: SUPER-ACTIVE 100-119	120-139	140-159	160-179	180-199	200+	VERY-ACTIVE 100-119	120-139	140-159	160-179	180-199	200+
Grains—Cold Cereal (cont'd)															
Super Snacks	1 oz	105	9	9	8	7	6	5	5	12	11	10	8	8	7
Total		100	9	8	7	6	6	5	5	11	10	9	8	7	6
Trix		110	0	9	8	7	6	6	5	12	11	10	8	8	7
Wheaties		100	0	8	7	6	6	5	5	11	10	9	8	7	6

				MINUTES OF EXERCISE											
				ACTIVE-ACTIVE						MODERATELY ACTIVE					
FOOD ITEMS	SERVING SIZE	CALORIES	% FAT	100-119	120-139	140-159	160-179	180-199	200+	100-119	120-139	140-159	160-179	180-199	200+
Grains: Cold Cereal (con't)															
Super Snacks	1 oz	105	9	15	13	12	11	10	9	26	21	18	15	13	12
Total		100	9	14	13	11	10	9	8	25	20	17	14	13	11
Trix		110	0	16	14	12	11	10	9	28	22	18	16	14	12
Wheaties		100	0	14	13	11	10	9	8	25	20	17	14	13	11

FOOD ITEMS	SERVING SIZE	CALO-RIES	% FAT	MINUTES OF EXERCISE SUPER-ACTIVE 100-119	120-139	140-159	160-179	180-199	200+	VERY-ACTIVE 100-119	120-139	140-159	160-179	180-199	200+
Grains, Breads, Cereals, Etc. (cont'd)															
Pancakes															
Blueberry	2-4" cakes	250	29	21	18	16	14	13	12	28	25	23	19	18	16
Buckwheat		180	41	15	13	11	10	9	9	20	18	16	14	13	11
Chocolate		200	39	17	14	13	11	10	10	22	20	18	15	14	13
Cornmeal		136	17	11	10	9	8	7	6	15	14	12	10	10	9
Griddle		160	34	13	11	10	9	8	8	18	16	15	12	11	10
Homemade		208	28	17	15	13	12	10	10	23	21	19	16	15	13
Plain/Buttermilk From Mix		202	32	17	14	13	11	10	10	22	20	18	16	14	13
Southern		136	30	11	10	9	8	7	6	15	14	12	10	10	9
Soy		136	25	11	10	9	8	7	6	15	14	12	10	10	9
Whole Wheat		186	32	16	13	12	10	9	9	21	19	17	14	13	12
w/2T Butter & 2T Syrup		450	64	38	32	28	25	23	21	50	45	41	35	32	28
Popover	1 average	112	37	9	8	7	6	6	5	12	11	10	9	8	7
Rolls															
Brown & Serve	1 roll	92	22	8	7	6	5	5	4	10	9	8	7	7	6

FOOD ITEMS	SERVING SIZE	CALORIES	% FAT	MINUTES OF EXERCISE											
				ACTIVE-ACTIVE						MODERATELY ACTIVE					
				100-119	120-139	140-159	160-179	180-199	200+	100-119	120-139	140-159	160-179	180-199	200+
Grains, Breads, Cereals, Etc. (cont'd)															
Pancakes															
Blueberry	2-4" cakes	250	29	36	31	28	25	23	21	63	50	42	36	31	28
Buckwheat		180	41	26	23	20	18	16	15	45	36	30	26	23	20
Chocolate		200	39	29	25	22	20	18	17	50	40	33	29	25	22
Cornmeal		136	17	19	17	15	14	12	11	34	27	23	19	17	15
Griddle		160	34	23	20	18	16	15	13	40	32	27	23	20	18
Homemade		208	28	30	26	23	21	19	17	52	42	35	30	26	23
Plain/Buttermilk From Mix		202	32	29	25	22	20	18	17	51	40	34	29	25	22
Southern		136	30	19	17	15	14	12	11	34	27	23	19	17	15
Soy		136	25	19	17	15	14	12	11	34	27	23	19	17	15
Whole Wheat		186	32	27	23	21	19	17	16	47	37	31	27	23	21
w/2T Butter & 2T Syrup		450	64	64	56	50	45	41	38	113	90	75	64	56	50
Popover	1 average	112	37	16	14	12	11	10	9	28	22	19	16	14	12
Rolls															
Brown & Serve	1 roll	92	22	13	12	10	9	8	8	23	18	15	13	12	10

FOOD ITEMS	SERVING SIZE	CALORIES	% FAT	MINUTES OF EXERCISE: SUPER-ACTIVE 100-119	120-139	140-159	160-179	180-199	200+	VERY-ACTIVE 100-119	120-139	140-159	160-179	180-199	200+
Grains, Breads, Cereals, Etc. (cont'd)															
Croissant	1 roll	101	46	8	7	6	6	5	5	11	10	9	8	7	6
Dinner, From Mix		105	25	9	8	7	6	5	5	12	11	10	8	8	7
Hamburger		89	17	7	6	6	5	4	4	10	9	8	7	6	6
Hard, Homemade		109	12	9	8	7	6	5	5	12	11	10	8	8	7
Hot Dog		108	17	9	8	7	6	5	5	12	11	10	8	8	7
Panroll		113	32	9	8	7	6	6	5	13	11	10	9	8	7
Raisin		165	9	14	12	10	9	8	8	18	17	15	13	12	10
Rye		165	26	14	12	10	9	8	8	18	17	15	13	12	10
Whole Wheat		90	10	8	6	6	5	5	4	10	9	8	7	6	6
Stuffing-Bread	½ cup	280	56	23	20	18	16	14	13	31	28	25	22	20	18
Stuffing-Meat/Poultry		235	54	20	17	15	13	12	11	26	24	21	18	17	15
Waffle-Blueberry	1 medium	300	30	25	21	19	17	15	14	33	30	27	23	21	19
Waffle-Chocolate		380	40	32	27	24	21	19	18	42	38	35	29	27	24
Waffle-Ham		325	55	27	23	20	18	16	15	36	33	30	25	23	20
Waffle-Plain		225	48	19	16	14	13	11	11	25	23	20	17	16	14

FOOD ITEMS	SERVING SIZE	CALORIES	% FAT	MINUTES OF EXERCISE: ACTIVE-ACTIVE 100-119	120-139	140-159	160-179	180-199	200+	MODERATELY ACTIVE 100-119	120-139	140-159	160-179	180-199	200+
Grains, Breads, Cereals, Etc. (cont'd)															
Croissant	1 roll	101	46	14	13	11	10	9	8	25	20	17	14	13	11
Dinner, From Mix		105	25	15	13	12	11	10	9	26	21	18	15	13	12
Hamburger		89	17	13	11	10	9	8	7	22	18	15	13	11	10
Hard, Homemade		109	12	16	14	12	11	10	9	27	22	18	16	14	12
Hot Dog		108	17	15	14	12	11	10	9	27	22	18	15	14	12
Panroll		113	22	16	14	13	11	10	9	28	23	19	16	14	13
Raisin		165	9	24	21	18	17	15	14	41	33	28	24	21	18
Rye		165	26	24	21	18	17	15	14	41	33	28	24	21	18
Whole Wheat		90	10	13	11	10	9	8	8	23	18	15	13	11	10
Stuffing-Bread	½ cup	280	56	40	35	31	28	25	23	70	56	47	40	35	31
Stuffing-Meat/Poultry		235	54	34	29	26	24	21	20	59	47	39	34	29	26
Waffle-Blueberry	1 medium	300	30	43	38	33	30	27	25	75	60	50	43	38	33
Waffle-Chocolate		380	40	54	48	42	38	35	32	95	76	63	54	48	42
Waffle-Ham		325	55	46	41	36	33	30	27	81	65	54	46	41	36
Waffle-Plain		225	48	32	28	25	23	20	19	56	45	38	32	28	25

FOOD ITEMS	SERVING SIZE	CALORIES	% FAT	MINUTES OF EXERCISE: SUPER-ACTIVE 100-119	120-139	140-159	160-179	180-199	200+	VERY-ACTIVE 100-119	120-139	140-159	160-179	180-199	200+
Egg and Egg Dishes															
Boiled	2 medium eggs	144	64	12	10	9	8	7	7	16	14	13	11	10	9
Fried Plain		172	69	14	12	11	10	9	8	19	17	16	13	12	11
w/Bacon, 2 Slices		258	70	22	18	16	14	13	12	29	26	23	20	18	16
w/Sausage, 2 Links or 1 Pattie		302	80	25	22	19	17	15	14	34	30	27	23	22	19
Omelet															
Bacon		297	72	25	21	19	17	15	14	33	30	27	23	21	19
Bacon/Cheese		402	73	34	29	25	22	20	19	45	40	37	31	29	25
Cheese		307	73	26	22	19	17	15	15	34	31	28	24	22	19
Chicken Liver		342	79	29	24	21	19	17	16	38	34	31	26	24	21
Jelly		255	76	21	18	16	14	13	12	28	26	23	20	18	16
Ham		293	74	24	21	18	16	15	14	33	29	27	23	21	18
Ham/Cheese		412	75	34	29	26	23	21	20	46	41	37	32	29	26
Mushroom		271	68	23	19	17	15	14	13	30	27	25	21	19	17
Onion		280	68	23	20	18	16	14	13	31	28	25	22	20	18
Spinach		265	66	22	19	17	15	13	13	29	27	24	20	19	17

FOOD ITEMS	SERVING SIZE	CALORIES	% FAT	MINUTES OF EXERCISE: ACTIVE-ACTIVE 100-119	120-139	140-159	160-179	180-199	200+	MODERATELY ACTIVE 100-119	120-139	140-159	160-179	180-199	200+
Egg and Egg Dishes															
Boiled	2 medium eggs	144	64	21	18	16	14	13	12	36	29	24	21	18	16
Fried, Plain		172	69	25	22	19	17	16	14	43	34	29	25	22	19
w/Bacon, 2 Slices		258	70	37	32	29	26	23	22	65	52	43	37	32	29
w/Sausage, 2 Links or 1 Pattie		302	80	43	38	34	30	27	25	76	60	50	43	38	34
Omelet															
Bacon		297	72	42	37	33	30	27	25	74	59	50	42	37	33
Bacon/Cheese		402	73	57	50	45	40	37	34	101	80	67	57	50	45
Cheese		307	73	44	38	34	31	28	26	77	61	51	44	38	34
Chicken Liver		342	79	49	43	38	34	31	29	86	68	57	49	43	38
Jelly		255	76	36	32	28	26	23	21	64	51	43	36	32	28
Ham		293	74	42	37	33	29	27	24	73	59	49	42	37	33
Ham/Cheese		412	75	59	52	46	41	37	34	103	82	69	59	52	46
Mushroom		271	68	39	34	30	27	25	23	68	54	45	39	34	30
Onion		280	68	40	35	31	28	25	23	70	56	47	40	35	31
Spinach		265	66	38	33	29	27	24	22	66	53	44	38	33	29

FOOD ITEMS	SERVING SIZE	CALORIES	% FAT	MINUTES OF EXERCISE: SUPER-ACTIVE 100-119	120-139	140-159	160-179	180-199	200+	VERY-ACTIVE 100-119	120-139	140-159	160-179	180-199	200+
Eggs and Egg Dishes (cont'd)															
Western	2 medium eggs	338	69	28	24	21	19	17	16	38	34	31	26	24	21
Other: Duck	1 medium egg	142	69	12	10	9	8	7	7	16	14	13	11	10	9
Goose		166	64	14	12	10	9	8	8	18	17	15	13	12	10
Turkey		136	63	11	10	9	8	7	6	15	14	12	10	10	9
Poached, 2 Pieces Toast	2 medium eggs	234	69	20	17	15	13	12	11	26	23	21	18	17	15
Scrambled, Plain		194	70	16	14	12	11	10	9	22	19	18	15	14	12
w/Bacon, 2 Slices		280	72	23	20	18	16	14	13	31	28	25	22	20	18
w/Bologna		352	74	29	25	22	20	18	17	39	35	32	27	25	22
w/Corned Beef		404	71	34	29	25	22	20	19	45	40	37	31	29	25
w/Corn/Bacon/Pepper/Tomato/Onion		402	73	34	29	25	22	20	19	45	40	37	31	29	25
w/Frankfurter		352	74	29	25	22	20	18	17	39	35	32	27	25	22
w/Pastrami		366	71	31	26	23	20	18	17	41	37	33	28	26	23
w/Salami		370	72	31	26	23	21	19	18	41	37	34	28	26	23
w/Salmon		294	65	25	21	18	16	15	14	33	29	27	23	21	18
w/Sausage, 2 Links or 1 Pattie		324	80	27	23	20	18	16	15	36	32	29	25	23	20

FOOD ITEMS	SERVING SIZE	CALORIES	% FAT	MINUTES OF EXERCISE: ACTIVE-ACTIVE 100-119	120-139	140-159	160-179	180-199	200+	MODERATELY ACTIVE 100-119	120-139	140-159	160-179	180-199	200+
Eggs and Egg Dishes (cont'd)															
Western	2 medium eggs	338	69	48	42	38	34	31	28	85	68	56	48	42	38
Other: Duck	1 medium egg	142	69	20	18	16	14	13	12	36	28	24	20	18	16
Goose		166	64	24	21	18	17	15	14	42	33	28	24	21	18
Turkey		136	63	19	17	15	14	12	11	34	27	23	19	17	15
Poached, 2 Pieces Toast	2 medium eggs	234	69	33	29	26	23	21	20	59	47	39	33	29	26
Scrambled, Plain		194	70	28	24	22	19	18	16	49	39	32	28	24	22
w/Bacon, 2 Slices		280	72	40	35	31	28	25	23	70	56	47	40	35	31
w/Bologna		352	74	50	44	39	35	32	29	88	70	59	50	44	39
w/Corned Beef		404	71	58	51	45	40	37	34	101	81	67	58	51	45
w/Corn/Bacon/Pepper/Tomato/Onion		402	73	57	50	45	40	37	34	101	80	67	57	50	45
w/Frankfurter		352	74	50	44	39	35	32	29	88	70	59	50	44	39
w/Pastrami		366	71	52	46	41	37	33	31	92	73	61	52	46	41
w/Salami		370	72	53	46	41	37	34	31	93	74	62	53	46	41
w/Salmon		294	65	42	37	33	29	27	25	74	59	49	42	37	33
w/Sausage, 2 Links or 1 Pattie		324	80	46	41	36	32	29	37	81	65	54	46	41	36

FOOD ITEMS	SERVING SIZE	CALORIES	% FAT	MINUTES OF EXERCISE: SUPER-ACTIVE 100-119	120-139	140-159	160-179	180-199	200 +	VERY-ACTIVE 100-119	120-139	140-159	160-179	180-199	200 +
Fast Food—Arby's															
Club Sandwich	1 Std Svg	560	48	47	40	35	31	28	27	62	56	51	43	40	35
Ham & Cheese Sandwich		380	40	32	27	24	21	19	18	42	38	35	29	27	24
Roast Beef Sandwich-Junior		220	37	18	16	14	12	11	10	24	22	20	17	16	14
Roast Beef Sandwich		350	39	29	25	22	19	18	17	39	35	32	27	25	22
Roast Beef & Cheese Sandwich		450	44	38	32	28	25	23	21	50	45	41	35	32	28
Roast Beef Sandwich-Super		620	41	52	44	39	34	31	30	69	62	56	48	44	39
Turkey Sandwich		510	42	43	36	32	28	26	24	57	51	46	39	36	32
Arthur Treacher															
Chicken, Fried Filet		369	54	31	26	23	21	18	18	41	37	34	28	26	23
Chicken Sandwich		413	41	34	30	26	23	21	20	46	41	38	32	30	26
Chips		275	43	23	20	17	15	14	13	31	28	25	21	20	17
Coleslaw		118	61	10	8	7	7	6	6	13	12	11	9	8	7
Fish, Fried		354	51	30	25	22	20	18	17	39	35	32	27	25	22
Fish Sandwich		440	39	37	31	28	24	22	21	49	44	40	34	31	28
Krunch Pup		204	66	17	15	13	11	10	10	23	20	19	16	15	13
Shrimp, Fried		381	57	32	27	24	21	19	18	42	38	35	29	27	24

FOOD ITEMS	SERVING SIZE	CALORIES	% FAT	MINUTES OF EXERCISE: ACTIVE-ACTIVE 100-119	120-139	140-159	160-179	180-199	200+	MODERATELY ACTIVE 100-119	120-139	140-159	160-179	180-199	200+
Fast Food—Arby's															
Club Sandwich	1 std svg	560	48	80	70	62	56	51	47	140	112	93	80	70	62
Ham & Cheese Sandwich		380	40	54	48	42	38	35	32	95	76	63	54	48	42
Roast Beef Sandwich-Junior		220	37	31	28	24	22	20	18	55	44	37	31	28	24
Roast Beef Sandwich		350	39	50	44	39	35	32	29	88	70	58	50	44	39
Roast Beef & Cheese Sandwich		450	44	64	56	50	45	41	38	113	90	75	64	56	50
Roast Beef Sandwich-Super		620	41	89	78	69	62	56	52	155	124	103	89	78	69
Turkey Sandwich		510	42	73	64	57	51	46	43	128	102	85	73	64	57
Arthur Treacher															
Chicken, Fried Filet		369	54	53	46	41	37	34	31	92	74	62	53	46	41
Chicken Sandwich		413	41	59	52	46	41	38	34	103	83	69	59	52	46
Chips		275	43	39	34	31	28	25	23	69	55	46	39	34	31
Coleslaw		118	61	17	15	13	12	11	10	30	24	20	17	15	13
Fish, Fried		354	51	51	44	39	35	32	30	89	71	59	51	44	39
Fish Sandwich		440	39	63	55	49	44	40	37	110	88	73	63	55	49
Krunch Pup		204	66	29	26	23	20	19	17	51	41	34	29	26	23
Shrimp, Fried		381	57	54	48	42	38	35	32	95	76	64	54	48	42

FOOD ITEMS	SERVING SIZE	CALORIES	% FAT	MINUTES OF EXERCISE: SUPER-ACTIVE 100-119	120-139	140-159	160-179	180-199	200+	VERY-ACTIVE 100-119	120-139	140-159	160-179	180-199	200+
Fast Food—Burger Chef															
Cheeseburger	1 Std Svg	290	40	24	21	18	16	15	14	32	29	26	22	21	18
Cheeseburger-Double		420	47	35	30	26	23	21	20	47	42	38	32	30	26
Fish Filet Sandwich		547	51	46	39	34	30	27	26	61	55	50	42	39	34
French Fries, Small		250	68	21	18	16	14	13	12	28	25	23	19	18	16
French Fries, Large		351	67	29	25	22	20	18	17	39	35	32	27	25	22
Funmeal Feast		545	50	45	39	34	30	27	26	61	55	50	42	39	34
Hamburger-Reg		244	33	20	17	15	14	12	12	27	24	22	19	17	15
Big Chef		569	57	47	41	36	32	28	27	63	57	52	44	41	36
Super Chef		563	48	47	40	35	31	28	27	63	56	51	43	40	35
Top Chef		661	52	55	47	41	37	33	31	73	66	60	51	47	41
Hot Chocolate		198	36	17	14	12	11	10	9	22	20	18	15	14	12
Mariner Platter		734	42	61	52	46	41	37	35	82	72	67	56	52	46
Rancher Platter		640	59	53	46	40	36	32	30	71	64	58	49	46	40
Shake		390	23	33	28	24	22	20	19	43	39	35	30	28	24
Skippers Treat		604	55	50	43	38	34	30	29	67	60	55	46	43	38

FOOD ITEMS	SERVING SIZE	CALORIES	% FAT	MINUTES OF EXERCISE ACTIVE-ACTIVE 100-119	120-139	140-159	160-179	180-199	200+	MODERATELY ACTIVE 100-119	120-139	140-159	160-179	180-199	200+
Fast Food—Burger Chef															
Cheeseburger	1 Std Svg	290	40	41	36	32	29	26	24	73	58	48	41	36	32
Cheeseburger-Double		420	47	60	53	47	42	38	35	105	84	70	60	53	47
Fish Filet Sandwich		547	51	78	68	61	55	50	46	137	109	91	78	68	61
French Fries, Small		250	68	36	31	28	25	23	21	63	50	42	36	31	28
French Fries, Large		351	67	50	44	39	35	32	29	88	70	59	50	44	39
Funmeal Feast		545	50	78	68	61	55	50	45	136	109	91	78	68	61
Hamburger-Reg		244	33	35	31	27	24	22	20	61	49	41	35	31	27
Big Chef		569	57	81	71	63	57	52	47	142	114	95	81	71	63
Super Chef		563	48	80	70	63	56	51	47	141	113	94	80	70	63
Top Chef		661	52	94	83	73	66	50	55	165	132	110	94	83	73
Hot Chocolate		198	36	28	25	22	20	18	17	50	40	33	28	25	22
Mariner Platter		734	42	105	92	82	73	67	61	184	147	122	105	92	82
Rancher Platter		640	59	91	80	71	64	58	53	160	128	107	91	80	71
Shake		390	23	56	49	43	39	35	33	98	78	65	56	49	43
Skippers Treat		604	55	86	76	67	60	55	50	151	121	101	86	76	67

FOOD ITEMS	SERVING SIZE	CALORIES	% FAT	MINUTES OF EXERCISE: SUPER-ACTIVE 100-119	120-139	140-159	160-179	180-199	200+	VERY-ACTIVE 100-119	120-139	140-159	160-179	180-199	200+
Fast Food—Burger King															
Apple Pie	1 Std Svg	240	45	20	17	15	13	12	11	27	24	22	18	17	15
Cheeseburger		350	44	29	25	22	19	18	17	39	35	32	27	25	22
Cheeseburger-Double		530	54	44	38	33	29	27	25	59	53	48	41	38	33
French Fries		210	47	18	15	13	12	11	10	23	21	19	16	15	13
Hamburger		290	40	24	21	18	16	15	14	32	29	26	22	21	18
Onion Rings		270	53	23	19	17	15	14	13	30	27	25	21	19	17
Shake		340	29	28	24	21	19	17	16	38	34	31	26	24	21
Whopper		630	51	53	45	39	35	32	30	70	63	57	48	45	39
With Cheese		740	55	62	53	46	41	37	35	82	74	67	57	53	46
Double Beef		850	55	71	61	53	47	43	40	94	85	77	65	61	53
Double Beef with Cheese		950	57	79	68	59	53	48	45	106	95	86	73	68	59
Junior		370	49	31	26	23	21	19	18	41	37	34	28	26	23
Junior with Cheese		420	54	35	30	26	23	21	20	47	42	38	32	30	26

FOOD ITEMS	SERVING SIZE	CALORIES	% FAT	MINUTES OF EXERCISE: ACTIVE-ACTIVE 100-119	120-139	140-159	160-179	180-199	200+	MODERATELY ACTIVE 100-119	120-139	140-159	160-179	180-199	200+
Fast Food—Burger King															
Apple Pie	1 Std Svg	240	45	34	30	27	24	22	20	60	48	40	34	30	27
Cheeseburger		350	44	50	44	39	35	32	29	88	70	58	50	44	39
Cheeseburger-Double		530	54	76	66	59	53	48	44	133	106	88	76	66	59
French Fries		210	47	30	26	23	21	19	18	53	42	35	30	26	23
Hamburger		290	40	41	36	32	29	26	24	73	58	48	41	36	32
Onion Rings		270	53	39	34	30	27	25	23	68	54	45	39	34	30
Shake		340	29	49	43	38	34	31	28	85	68	57	49	43	38
Whopper		630	51	90	79	70	63	57	53	158	126	105	90	79	70
With Cheese		740	55	106	93	82	74	67	62	185	148	123	106	93	82
Double Beef		850	55	121	106	94	85	77	71	213	170	142	121	106	94
Double Beef with Cheese		950	57	136	119	106	95	86	79	238	190	158	136	119	106
Junior		370	49	53	46	41	37	34	31	93	74	62	53	46	41
Junior with Cheese		420	54	60	53	47	42	38	35	105	84	70	60	53	47

				MINUTES OF EXERCISE											
				SUPER-ACTIVE						VERY-ACTIVE					
FOOD ITEMS	SERVING SIZE	CALORIES	% FAT	100-119	120-139	140-159	160-179	180-199	200+	100-119	120-139	140-159	160-179	180-199	200+
Fast Food—Church's Fried Chicken															
Fried Chicken-Dark Meat	3½ oz	305	62	25	22	19	17	15	15	34	31	28	23	22	19
Fried Chicken-White Meat		327	63	27	23	20	18	16	16	36	33	30	25	23	20
Dairy Queen															
Cheeseburger		318	40	27	23	20	18	16	15	35	32	29	24	23	20
Cheeseburger-Big		553	49	46	40	35	31	28	26	61	55	50	43	40	35
Cheese Dog		330	52	28	24	21	18	17	16	37	33	30	25	24	21
Cheese Dog-Super		593	55	49	42	37	33	30	28	66	59	54	46	42	37
Chili Dog		330	55	28	24	21	18	17	16	37	33	30	25	24	21
Chili Dog-Super		555	54	46	40	35	31	28	26	62	56	50	43	40	35
Desserts—Banana Split		540	25	45	39	34	30	27	26	60	54	49	42	39	34
Buster Bar		390	51	33	28	24	22	20	19	43	39	35	30	28	24
Dilly Bar		240	56	20	17	15	13	12	11	27	24	22	18	17	15
Float		330	22	28	24	21	18	17	16	37	33	30	25	24	21
Float-Mr. Misty		440	16	37	31	28	24	22	21	49	44	40	34	31	28
Freeze		520	23	43	37	33	29	26	25	58	52	47	40	37	33
Hot Fudge Brownie Delight		570	35	48	41	36	32	29	27	63	57	52	44	41	36

				MINUTES OF EXERCISE											
				ACTIVE-ACTIVE						MODERATELY ACTIVE					
FOOD ITEMS	SERVING SIZE	CALORIES	% FAT	100-119	120-139	140-159	160-179	180-199	200+	100-119	120-139	140-159	160-179	180-199	200+
Fast Food—Church's Fried Chicken															
Fried Chicken—Dark Meat	3½ oz	305	62	44	38	34	31	28	25	76	61	51	44	38	34
Fried Chicken—White Meat		327	63	47	41	36	33	30	27	82	65	55	47	41	36
Dairy Queen															
Cheeseburger		318	40	45	40	35	32	29	27	80	64	53	45	40	35
Cheeseburger-Big		553	49	79	69	61	55	50	46	138	111	92	79	69	61
Cheese Dog		330	52	47	41	37	33	30	28	83	66	55	47	41	37
Cheese Dog-Super		593	55	85	74	66	59	54	49	148	119	99	85	74	66
Chili Dog		330	55	47	41	37	33	30	28	83	66	55	47	41	37
Chili Dog-Super		555	54	79	69	62	56	50	46	139	111	93	79	69	62
Desserts—Banana Split		540	25	77	68	60	54	49	45	135	108	90	77	68	60
Buster Bar		390	51	56	49	43	39	35	33	98	78	65	56	49	43
Dilly Bar		240	56	34	30	27	24	22	20	60	48	40	34	30	27
Float		330	22	47	41	37	33	30	28	83	66	55	47	41	37
Float-Mr. Misty		440	16	63	55	49	44	40	37	110	88	73	63	55	49
Freeze		520	23	74	65	58	52	47	43	130	104	87	74	65	58
Hot Fudge Brownie Delight		570	35	81	71	63	57	52	48	143	114	95	81	71	63

FOOD ITEMS	SERVING SIZE	CALORIES	% FAT	MINUTES OF EXERCISE: SUPER-ACTIVE 100-119	120-139	140-159	160-179	180-199	200+	VERY-ACTIVE 100-119	120-139	140-159	160-179	180-199	200+
Fast Food—Dairy Queen (cont'd)															
Ice Cream Cone-Medium	1 Std Svg	230	27	19	16	14	13	12	11	26	23	21	18	16	14
Chocolate Dipped		300	39	25	21	19	17	15	14	33	30	27	23	21	19
Ice Cream Parfait		460	22	38	33	29	26	23	22	51	46	42	35	33	29
Shake-Small		340	29	28	24	21	19	17	16	38	34	31	26	24	21
Shake-Medium		600	30	50	43	38	33	30	29	67	60	55	46	43	38
Shake-Large		840	30	70	60	53	47	42	40	93	84	76	65	60	53
Sundae, Chocolate-Medium		290	22	24	21	18	16	15	14	32	29	26	22	21	18
Sundae, Fiesta		570	35	48	41	36	32	29	27	63	57	52	44	41	36
Fish Sandwich		400	38	33	29	25	22	20	19	44	40	36	31	29	25
French Fries		200	45	17	14	13	11	10	10	22	20	18	15	14	13
French Fries-Large		320	45	27	23	20	18	16	15	36	32	29	25	23	20
Hamburger-Big		457	45	38	33	29	25	23	22	51	46	42	35	33	29
Hamburger-Super		783	55	65	56	49	44	39	37	87	78	71	60	56	49
Hot Dog-Super		518	52	43	37	32	29	26	25	58	52	47	40	37	32
Onion Rings		300	51	25	21	19	17	15	14	33	30	27	23	21	19

FOOD ITEMS	SERVING SIZE	CALORIES	% FAT	MINUTES OF EXERCISE: ACTIVE-ACTIVE 100-119	120-139	140-159	160-179	180-199	200+	MODERATELY ACTIVE 100-119	120-139	140-159	160-179	180-199	200+
Fast Food—Dairy Queen (cont'd)															
Ice Cream Cone-Medium	1 Std Svg	230	27	33	29	26	23	21	19	58	46	38	33	29	26
Chocolate Dipped		300	39	43	38	33	30	27	25	75	60	50	43	38	33
Ice Cream Parfait		460	22	66	58	51	46	42	38	115	92	77	66	58	51
Shake-Small		340	29	49	43	38	34	31	28	85	68	57	49	43	38
Shake-Medium		600	30	86	75	67	60	55	50	150	120	100	86	75	67
Shake-Large		840	30	120	105	93	84	76	70	210	168	140	120	105	93
Sundae, Chocolate-Medium		290	22	41	36	32	29	26	24	73	58	48	41	36	32
Sundae, Fiesta		570	35	81	71	63	57	52	48	143	114	95	81	71	63
Fish Sandwich		400	38	57	50	44	40	36	33	100	80	67	57	50	44
French Fries		200	45	29	25	22	20	18	17	50	40	33	29	25	22
French Fries-Large		320	45	46	40	36	32	29	27	80	64	53	46	40	36
Hamburger-Big		457	45	65	57	51	46	42	38	114	91	76	65	57	51
Hamburger-Super		783	55	112	98	87	78	71	65	196	157	131	112	98	87
Hot Dog-Super		518	52	74	65	58	52	47	43	130	104	86	74	65	58
Onion Rings		300	51	43	38	33	30	27	25	75	60	50	43	38	33

FOOD ITEMS	SERVING SIZE	CALORIES	% FAT	MINUTES OF EXERCISE — SUPER-ACTIVE 100-119	120-139	140-159	160-179	180-199	200+	VERY-ACTIVE 100-119	120-139	140-159	160-179	180-199	200+
Fast Food—Jack in the Box															
Breakfast-Breakfast Jack	1 Std Svg	301	39	25	22	19	17	15	14	33	30	27	23	22	19
French Toast		537	49	45	38	34	30	27	26	60	54	49	41	38	34
Omelette-Varied		420	51	35	30	26	23	21	20	47	42	38	32	30	26
Pancakes		626	39	52	45	39	35	31	30	70	63	57	48	45	39
Scrambled Eggs		719	55	60	51	45	40	36	34	80	72	65	55	51	45
Cheeseburger		310	44	26	22	19	17	16	15	34	31	28	24	22	19
Jumbo Jack		628	50	52	45	39	35	31	30	70	63	57	48	45	39
Hamburger		263	38	22	19	16	15	13	13	29	26	24	20	19	16
Jumbo Jack		551	47	46	39	34	31	28	26	61	55	50	42	39	34
Moby Jack Sandwich		455	51	38	33	28	25	23	22	51	46	41	35	33	28
Onion Rings		351	59	29	25	22	20	18	17	39	35	32	27	25	22
Shakes-Choc, Strwbry, Van		375	24	31	27	23	21	19	18	42	38	34	29	27	23
Taco		189	52	16	14	12	11	9	9	21	19	17	15	14	12
Taco-Super		285	54	24	20	18	16	14	14	32	29	26	22	20	18
Turnover-Apple		411	53	34	29	26	23	21	20	46	41	37	32	29	26

FOOD ITEMS	SERVING SIZE	CALORIES	% FAT	MINUTES OF EXERCISE: ACTIVE-ACTIVE 100-119	120-139	140-159	160-179	180-199	200+	MODERATELY ACTIVE 100-119	120-139	140-159	160-179	180-199	200+
Fast Food—Jack in the Box															
Breakfast-Breakfast Jack	1 Std Svg	301	39	43	38	33	30	27	25	75	60	50	43	38	33
French Toast		537	49	77	67	60	54	49	45	134	107	90	77	67	60
Omelette-Varied		420	51	60	53	47	42	38	35	105	84	70	60	53	47
Pancakes		626	39	89	78	70	63	57	52	157	125	104	89	78	70
Scrambled Eggs		719	55	103	90	80	72	65	60	180	144	120	103	90	80
Cheeseburger		310	44	44	39	34	31	28	26	78	62	52	44	39	34
Jumbo Jack		628	50	90	79	70	63	57	52	157	126	105	90	79	70
Hamburger		263	38	38	33	29	26	24	22	66	53	44	38	33	29
Jumbo Jack		551	47	79	69	61	55	50	46	138	110	92	79	69	61
Moby Jack Sandwich		455	51	65	57	51	46	41	38	114	91	76	65	57	51
Onion Rings		351	59	50	44	39	35	32	29	88	70	59	50	44	39
Shakes—Choc, Strwbry, Van		375	24	54	47	42	38	34	31	94	75	63	54	47	42
Taco		189	52	27	24	21	19	17	16	47	38	32	27	24	21
Taco-Super		285	54	41	36	32	29	26	24	71	57	48	41	36	32
Turnover-Apple		411	53	59	51	46	41	37	34	103	82	69	59	51	46

FOOD ITEMS	SERVING SIZE	CALORIES	% FAT	SUPER-ACTIVE 100-119	120-139	140-159	160-179	180-199	200+	VERY-ACTIVE 100-119	120-139	140-159	160-179	180-199	200+
Fast Food—Kentucky Fried Chicken															
Original Recipe Dinner	1 Std Svg	640	49	53	46	40	36	32	30	71	64	58	49	46	40
Chicken Only		370	44	31	26	23	21	19	18	41	37	34	28	26	23
Extra Crispy Dinner		777	51	65	56	49	43	39	37	86	78	71	60	56	49
Chicken Only		508	44	42	36	32	28	25	24	56	51	46	39	36	32
Individual-Original Recipe															
Drumstick	1 Piece	117	54	10	8	7	7	6	6	13	12	11	9	8	7
Keel		236	46	20	17	15	13	12	11	26	24	21	18	17	15
Breast		199	54	17	14	12	11	10	9	22	20	18	15	14	12
Thigh		257	63	21	18	16	14	13	12	29	26	23	20	18	16
Wing		136	60	11	10	9	8	7	6	15	14	12	10	10	9
Drumstick-Extra Crispy		155	52	13	11	10	9	8	7	17	16	14	12	11	10
Keel		297	48	25	21	19	17	15	14	33	30	27	23	21	19
Breast		286	57	24	20	18	16	14	14	32	29	26	22	20	18
Thigh		343	60	29	25	21	19	17	16	38	34	31	26	25	21
Wing		201	63	17	14	13	11	10	10	22	20	18	15	14	13
Corn on the Cob		169	16	14	12	11	9	8	8	19	17	15	13	12	11

MINUTES OF EXERCISE

FOOD ITEMS	SERVING SIZE	CALO-RIES	% FAT	MINUTES OF EXERCISE ACTIVE-ACTIVE 100-119	120-139	140-159	160-179	180-199	200+	MODERATELY ACTIVE 100-119	120-139	140-159	160-179	180-199	200+
Fast Food—Kentucky Fried Chicken															
Original Recipe Dinner	1 Std Svg	640	49	91	80	71	64	58	53	160	128	107	91	80	71
Chicken Only		370	44	53	46	41	37	34	31	93	74	62	53	46	41
Extra Crispy Dinner		777	51	111	97	86	78	71	65	194	155	130	111	97	86
Chicken Only		508	44	73	64	56	51	46	42	127	102	85	73	64	56
Individual-Original Recipe															
Drumstick	1 piece	117	54	17	15	13	12	11	10	29	23	20	17	15	13
Keel		236	46	34	30	26	24	21	20	59	47	39	34	30	26
Breast		199	54	28	25	22	20	18	17	50	40	33	28	25	22
Thigh		257	63	37	32	29	26	23	21	64	51	43	37	32	29
Wing		136	60	19	17	15	14	12	11	34	27	23	19	17	15
Drumstick-Extra Crispy		155	52	22	19	17	16	14	13	39	31	26	22	19	17
Keel		297	48	42	37	33	30	27	25	74	59	50	42	37	33
Breast		286	57	41	36	32	29	26	24	72	57	48	41	36	32
Thigh		343	60	49	43	38	34	31	29	86	69	57	49	43	38
Wing		201	63	29	25	22	20	18	17	50	40	34	29	25	22
Corn on the Cob		169	16	24	21	19	17	15	14	42	34	28	24	21	19

FOOD ITEMS	SERVING SIZE	CALORIES	% FAT	MINUTES OF EXERCISE											
				SUPER-ACTIVE						VERY-ACTIVE					
				100-119	120-139	140-159	160-179	180-199	200+	100-119	120-139	140-159	160-179	180-199	200+
Fast Food—Long John Silver															
Chicken Planks	4 pieces	457	45	38	33	29	25	23	22	51	46	42	35	33	29
Clam Chowder	1 Std Svg	107	25	9	8	7	6	5	5	12	11	10	8	8	7
Clams, Breaded		617	50	51	44	39	34	31	29	69	62	56	47	44	39
Coleslaw		138	52	12	10	9	8	7	7	15	14	13	11	10	9
Corn on the Cob		176	20	15	13	11	10	9	8	20	18	16	14	13	11
Fish Sandwich		560	50	47	40	35	31	28	27	62	56	51	43	40	35
Fish w/Batter	2 pieces	366	54	31	26	23	20	18	17	41	37	33	28	26	23
Fish w/Batter	3 pieces	549	52	46	39	34	31	27	26	61	55	50	42	39	34
French Fries	1 Std Svg	288	50	24	21	18	16	14	14	32	29	26	22	21	18
Hush Puppies	3 pieces	153	41	13	11	10	9	8	7	17	15	14	12	11	10
Ocean Scallops	6 pieces	283	41	24	20	18	16	14	13	31	28	26	22	20	18
Oysters, Breaded		441	39	37	32	28	25	22	21	49	44	40	34	32	28
Peg Leg w/Batter	5 pieces	440	57	37	31	28	24	22	21	49	44	40	34	31	28
Shrimp w/Batter	6 pieces	268	44	22	19	17	15	13	13	30	27	24	21	19	17
Treasure Chest	4 pieces	540	55	45	39	34	30	27	26	60	54	49	42	39	34

FOOD ITEMS	SERVING SIZE	CALORIES	% FAT	MINUTES OF EXERCISE: ACTIVE-ACTIVE 100-119	120-139	140-159	160-179	180-199	200+	MODERATELY ACTIVE 100-119	120-139	140-159	160-179	180-199	200+
Fast Food—Long John Silver															
Chicken Planks	4 pieces	457	45	65	57	51	46	42	38	114	91	76	65	57	51
Clam Chowder	1 Std Svg	107	25	15	13	12	11	10	9	27	21	18	15	13	12
Clams, Breaded		617	50	88	77	69	62	56	51	154	123	103	88	77	69
Coleslaw		138	52	20	17	15	14	13	12	35	28	23	20	17	15
Corn on the Cob		176	20	25	22	20	18	16	15	44	35	29	25	22	20
Fish Sandwich		560	50	80	70	62	56	51	47	140	112	93	80	70	62
Fish w/Batter	2 pieces	366	54	52	46	41	37	33	31	92	73	61	52	46	41
Fish w/Batter	3 pieces	549	52	78	69	61	55	50	46	137	110	92	78	69	61
French Fries	1 Std Svg	288	50	41	36	32	29	26	24	72	58	48	41	36	32
Hush Puppies	3 pieces	153	41	22	19	17	15	14	13	38	31	26	22	19	17
Ocean Scallops	6 pieces	283	41	40	35	31	28	26	24	71	57	47	40	35	31
Oysters, Breaded		441	39	63	55	49	44	40	37	110	88	74	63	55	49
Peg Leg w/Batter	5 pieces	440	57	63	55	49	44	40	37	110	88	73	63	55	49
Shrimp w/Batter	6 pieces	268	44	38	34	30	27	24	22	67	54	45	38	34	30
Treasure Chest	4 pieces	540	55	77	68	60	54	49	45	135	108	90	77	68	60

FOOD ITEMS	SERVING SIZE	CALORIES	% FAT	MINUTES OF EXERCISE: SUPER-ACTIVE 100-119	120-139	140-159	160-179	180-199	200+	VERY-ACTIVE 100-119	120-139	140-159	160-179	180-199	200+
Fast Food—McDonald's															
Breakfast	1 Std Svg														
Egg McMuffin		327	41	27	23	20	18	16	16	36	33	30	25	23	20
English Muffin-Buttered		186	24	16	13	12	10	9	9	21	19	17	14	13	12
Hash Brown Potatoes		125	50	10	9	8	7	6	6	14	13	11	10	9	8
Hotcakes-Butter & Syrup		500	18	42	36	31	28	25	24	56	50	45	38	36	31
Sausage-Pork		206	83	17	15	13	11	10	10	23	21	19	16	15	13
Scrambled Eggs		180	65	15	13	11	10	9	9	20	18	16	14	13	11
Big Mac		563	53	47	40	35	31	28	27	63	56	51	43	40	35
Cheeseburger		307	41	26	22	19	17	15	15	34	31	28	24	22	19
Chicken McNuggets	6 pieces	314	54	26	22	20	17	16	15	35	31	29	24	22	20
Shake—Choc, Strwbry, Van	1 Std Svg	370	22	31	26	23	21	19	18	41	37	34	28	26	23
Filet-O-Fish Sandwich		432	52	36	31	27	24	22	21	48	43	39	33	31	27
French Fries—Reg		220	49	18	16	14	12	11	10	24	22	20	17	16	14
Hamburger		255	35	21	18	16	14	13	12	28	26	23	20	18	16
Quarter Pounder		424	47	35	30	27	24	21	20	47	42	39	33	30	27
with Cheese		524	53	44	37	33	29	26	25	58	52	48	40	37	33

FOOD ITEMS	SERVING SIZE	CALORIES	% FAT	MINUTES OF EXERCISE: ACTIVE-ACTIVE 100-119	120-139	140-159	160-179	180-199	200 +	MODERATELY ACTIVE 100-119	120-139	140-159	160-179	180-199	200 +
Fast Food—McDonald's															
Breakfast	1 Std Svg														
Egg McMuffin		327	41	47	41	36	33	30	27	82	65	55	47	41	36
English Muffin-Buttered		186	24	27	23	21	19	17	16	47	37	31	27	23	21
Hash Brown Potatoes		125	50	18	16	14	13	11	10	31	25	21	18	16	14
Hotcakes-Butter & Syrup		500	18	71	63	56	50	45	42	125	100	83	71	63	56
Sausage-Pork		206	83	29	26	23	21	19	17	52	41	34	29	26	23
Scrambled Eggs		180	65	26	23	20	18	16	15	45	36	30	26	23	20
Big Mac		563	53	80	70	63	56	51	47	141	113	94	80	70	63
Cheeseburger		307	41	44	38	34	31	28	26	77	61	51	44	38	34
Chicken McNuggets	6 pieces	314	54	45	39	35	31	29	26	79	63	52	45	39	35
Shake—Choc, Strwbry, Van	1 Std Svg	370	22	53	46	41	37	34	31	93	74	62	53	46	41
Filet-O-Fish Sandwich		432	52	62	54	48	43	39	36	108	86	72	62	54	48
French Fries—Reg		220	49	31	28	24	22	20	18	55	44	37	31	28	24
Hamburger		255	35	36	32	28	26	23	21	64	51	43	36	32	28
Quarter Pounder		424	47	61	53	47	42	39	35	106	85	71	61	53	47
with Cheese		524	53	75	66	58	52	48	44	131	105	87	75	66	58

FOOD ITEMS	SERVING SIZE	CALO-RIES	% FAT	MINUTES OF EXERCISE SUPER-ACTIVE 100-119	120-139	140-159	160-179	180-199	200+	VERY-ACTIVE 100-119	120-139	140-159	160-179	180-199	200+
Fast Food—Taco Bell															
Burrito-Bean	1 Std Svg	350	28	29	25	22	19	18	17	39	35	32	27	25	22
Beef		466	41	39	33	29	26	23	22	52	47	42	36	33	29
Combination		404	36	34	29	25	22	20	19	45	40	37	31	29	25
Supreme		457	43	38	33	29	25	23	22	51	46	42	35	33	29
Cheeseburger		278	39	23	20	17	15	14	13	31	28	25	21	20	17
Enrichito		373	41	31	27	23	21	19	18	41	37	34	29	27	23
Frijoles & Cheese		232	23	19	17	15	13	12	11	26	23	21	18	17	15
Hamburger		221	29	18	16	14	12	11	11	25	22	20	17	16	14
Taco		162	50	14	12	10	9	8	8	18	16	15	12	12	10
Tostado		179	30	15	13	11	10	9	9	20	18	16	14	13	11
with Beef		291	46	24	21	18	16	15	14	32	29	26	22	21	18

FOOD ITEMS	SERVING SIZE	CALORIES	% FAT	MINUTES OF EXERCISE: ACTIVE-ACTIVE 100-119	120-139	140-159	160-179	180-199	200+	MODERATELY ACTIVE 100-119	120-139	140-159	160-179	180-199	200+
Fast Food—Taco Bell															
Burrito-Bean	1 Std Svg	350	28	50	44	39	35	32	29	88	70	58	50	44	39
Beef		466	41	67	58	52	47	42	39	117	93	78	67	58	52
Combination		404	36	58	51	45	40	37	34	101	81	67	58	51	45
Supreme		457	43	65	57	51	46	42	38	114	91	76	65	57	51
Cheeseburger		278	39	40	35	31	28	25	23	70	56	46	40	35	31
Enrichito		373	41	53	47	41	37	34	31	93	75	62	53	47	41
Frijoles & Cheese		232	23	33	29	26	23	21	19	58	46	39	33	29	26
Hamburger		221	29	32	28	25	22	20	18	55	44	37	32	28	25
Taco		162	50	23	20	18	16	15	14	41	32	27	23	20	18
Tostado		179	30	26	22	20	18	16	15	45	36	30	26	22	20
with Beef		291	46	42	36	32	29	26	24	73	58	49	42	36	32

FOOD ITEMS	SERVING SIZE	CALORIES	% FAT	MINUTES OF EXERCISE: SUPER-ACTIVE 100-119	120-139	140-159	160-179	180-199	200+	VERY-ACTIVE 100-119	120-139	140-159	160-179	180-199	200+
Fast Food—Wendy's															
Cheeseburger	1 Std Svg	580	53	48	41	36	32	29	28	64	58	53	45	41	36
Double		800	54	67	57	50	44	40	38	89	80	73	62	57	50
Triple		1040	59	87	74	65	58	52	50	116	104	95	80	74	65
Chili Con Carne		230	31	19	16	14	13	12	11	26	23	21	18	16	14
French Fries		330	44	28	24	21	18	17	16	37	33	30	25	24	21
Hamburger		470	50	39	34	29	26	24	22	52	47	43	36	34	29
Double		670	54	56	48	42	37	34	32	74	67	61	52	48	42
Triple		850	54	71	61	53	47	43	40	94	85	77	65	61	53
Shake-Frosty		390	37	33	28	24	22	20	19	43	39	35	30	28	24

FOOD ITEMS	SERVING SIZE	CALORIES	% FAT	MINUTES OF EXERCISE: ACTIVE-ACTIVE 100-119	120-139	140-159	160-179	180-199	200+	MODERATELY ACTIVE 100-119	120-139	140-159	160-179	180-199	200+
Fast Food—Wendy's															
Cheeseburger	1 Std Svg	580	53	83	73	64	58	53	48	145	116	97	83	73	64
Double		800	54	114	100	89	80	73	67	200	160	133	114	100	89
Triple		1040	59	149	130	116	104	95	87	260	208	173	149	130	116
Chili Con Carne		230	31	33	29	26	23	21	19	58	46	38	33	29	26
French Fries		330	44	47	41	37	33	30	28	83	66	55	47	41	37
Hamburger		470	50	67	59	52	47	43	39	118	94	78	67	59	52
Double		670	54	96	84	74	67	61	56	168	134	112	96	84	74
Triple		850	54	121	106	94	85	77	71	213	170	142	121	106	94
Shake-Frosty		390	37	56	49	43	39	35	33	98	78	65	56	49	43

FOOD ITEMS	SERVING SIZE	CALORIES	% FAT	MINUTES OF EXERCISE: SUPER-ACTIVE 100-119	120-139	140-159	160-179	180-199	200+	VERY-ACTIVE 100-119	120-139	140-159	160-179	180-199	200+
Sandwiches															
Sandwiches—Bagel Combinations															
w/Butter	1 Tb butter	265	51	22	19	17	15	13	13	29	27	24	20	19	17
w/Cream Cheese	2 Tbs cheese	271	39	23	19	17	15	14	13	30	27	25	21	19	17
w/Lox	2 oz lox	265	32	22	19	17	15	13	13	29	27	24	20	19	17
w/Lox/Butter/Cream Cheese		471	55	39	34	29	26	24	22	52	47	43	36	34	29
w/Lox/Cream Cheese		371	55	31	27	23	21	19	18	41	37	34	29	27	23
w/Lox/Cream Cheese/Lettuce/Tomato/Onion		399	52	33	29	25	22	20	19	44	40	36	31	29	25
Club Sandwiches (3 Slices of White Bread)															
Ham/Cheese/Lettuce/Tomato		709	56	59	51	44	39	35	34	79	71	64	55	51	44
Chicken Salad w/BLT		517	50	43	37	32	29	26	25	57	52	47	40	37	32
Egg Salad w/BLT		535	52	45	38	33	30	27	25	59	54	49	41	38	33
Lobster Salad w/BLT		463	51	39	33	29	26	23	22	51	46	42	36	33	29
Shrimp Salad w/BLT		458	50	38	33	29	25	23	22	51	46	42	35	33	29
Turkey w/BLT		538	52	45	38	34	30	27	26	60	54	49	41	38	34
Tuna Salad w/BLT		485	56	40	35	30	27	24	23	54	49	44	37	35	30

FOOD ITEMS	SERVING SIZE	CALORIES	% FAT	MINUTES OF EXERCISE ACTIVE-ACTIVE 100-119	120-139	140-159	160-179	180-199	200+	MODERATELY ACTIVE 100-119	120-139	140-159	160-179	180-199	200+
Sandwiches—Bagel Combinations															
w/Butter	1 Tb butter	265	51	38	33	29	27	24	22	66	53	44	38	33	29
w/Cream Cheese	2 Tbs cheese	271	39	39	34	30	27	25	23	68	54	45	39	34	30
w/Lox	2 oz lox	265	32	38	33	29	27	24	22	66	53	44	38	33	29
w/Lox/Butter/Cream Cheese		471	55	67	59	52	47	43	39	118	94	79	67	59	52
w/Lox/Cream Cheese		371	55	53	46	41	37	34	31	93	74	62	53	46	41
w/Lox/Cream Cheese/Lettuce/Tomato/Onion		399	52	57	50	44	40	36	33	100	80	67	57	50	44
Club Sandwiches (3 Slices of White Bread)															
Ham/Cheese/Lettuce/Tomato		709	56	101	89	79	71	64	59	177	142	118	101	89	79
Chicken Salad w/BLT		517	50	74	65	57	52	47	43	129	103	86	74	65	57
Egg Salad w/BLT		535	52	76	67	59	54	49	45	134	107	89	76	67	59
Lobster Salad w/BLT		463	51	66	58	51	46	42	39	116	93	77	66	58	51
Shrimp Salad w/BLT		458	50	65	57	51	46	42	38	115	92	76	65	57	51
Turkey w/BLT		538	52	77	67	60	54	49	45	135	108	90	77	67	60
Tuna Salad w/BLT		485	56	69	61	54	49	44	40	121	97	81	69	61	54

FOOD ITEMS	SERVING SIZE	CALORIES	% FAT	SUPER-ACTIVE 100-119	120-139	140-159	160-179	180-199	200+	VERY-ACTIVE 100-119	120-139	140-159	160-179	180-199	200+
Sandwiches (cont'd)															
Submarine Sandwiches															
Ham/Salami/Provo	8"	582	33	49	42	36	32	29	28	65	58	53	45	42	36
Ham/Salami/Cheese		639	34	53	46	40	36	32	30	71	64	58	49	46	40
Roast Beef/Mayonnaise/Tomato/Lettuce		611	33	51	44	38	34	31	29	68	61	56	47	44	38
Spiced Ham/Salami/Cheese	6"	449	33	37	32	28	25	22	21	50	45	41	35	32	28
Tuna/Mayonnaise/Lettuce Tomato	8"	685	44	57	49	43	38	34	33	76	69	62	53	49	43
Sandwiches (2 Slices White/Rye Bread)															
Bacon/Lettuce/Tomato	3 strips bacon	273	50	23	20	17	15	14	13	30	27	25	21	20	17
Bologna	3 slices	367	51	31	26	23	20	18	17	41	37	33	28	26	23
Chicken Salad	4 oz	309	32	26	22	19	17	15	15	34	31	28	24	22	19
Chicken Salad/Pastrami/Cole Slaw	overstuffed	472	51	39	34	30	26	24	22	52	47	43	36	34	30
Cheese, American	3 slices	445	45	37	32	28	25	22	21	49	45	40	34	32	28
Cheese, Grilled	2 slices	416	47	35	30	26	23	21	20	48	42	38	32	30	26
w/Bacon		502	50	42	36	31	28	25	24	56	50	46	39	36	31
w/Bacon/Tomato		522	50	44	37	33	29	26	25	58	52	47	40	37	33

Column group heading: MINUTES OF EXERCISE

				MINUTES OF EXERCISE											
				ACTIVE-ACTIVE						MODERATELY ACTIVE					
FOOD ITEMS Sandwiches (cont'd)	SERVING SIZE	CALORIES	% FAT	100-119	120-139	140-159	160-179	180-199	200+	100-119	120-139	140-159	160-179	180-199	200+
Submarine Sandwiches															
Ham/Salami/Provo	8"	582	23	83	73	65	58	53	49	146	116	97	83	73	65
Ham/Salami/Cheese		639	34	91	80	71	64	58	53	160	128	107	91	80	71
Roast Beef/Mayonnaise/Tomato/Lettuce		611	33	87	76	68	61	56	51	153	122	102	87	76	68
Spiced Ham/Salami/Cheese	6"	449	33	64	56	50	45	41	37	112	90	75	64	56	50
Tuna/Mayonnaise/Lettuce Tomato	8"	685	44	98	86	76	69	62	57	171	137	114	98	86	76
Sandwiches (2 Slices White/Rye Bread)															
Bacon/Lettuce/Tomato	3 strips bacon	273	50	39	34	30	27	25	23	68	55	46	39	34	30
Bologna	3 slices	367	51	52	46	41	37	33	31	92	73	61	52	46	41
Chicken Salad	4 oz	309	32	44	39	34	31	28	26	77	62	52	44	39	34
Chicken Salad/Pastrami/Cole Slaw	overstuffed	472	51	67	59	52	47	43	39	118	94	79	67	59	52
Cheese, American	3 slices	445	45	64	56	49	45	40	37	111	89	74	64	56	49
Cheese, Grilled	2 slices	416	47	59	52	46	42	38	35	104	83	69	59	52	46
w/Bacon		502	50	72	63	56	50	46	42	126	100	84	72	63	56
w/Bacon/Tomato		522	50	75	65	58	52	47	44	131	104	87	75	65	58

FOOD ITEMS	SERVING SIZE	CALORIES	% FAT	MINUTES OF EXERCISE: SUPER-ACTIVE 100-119	120-139	140-159	160-179	180-199	200+	VERY-ACTIVE 100-119	120-139	140-159	160-179	180-199	200+
Sandwiches (cont'd)															
Cheese, Grilled w/Ham	2 slices	548	67	46	39	34	30	27	26	61	55	50	42	39	34
w/Ham/Tomato		568	67	47	41	36	32	28	27	63	57	52	44	41	36
w/Tomato		436	65	36	31	27	24	22	21	48	44	40	34	31	27
Cheese, Swiss	3 slices	433	53	36	31	27	24	22	21	48	43	39	33	31	27
Chopped Liver	½ cup liver	382	53	32	27	24	21	19	18	42	38	35	29	27	24
Corned Beef	3 oz meat	446	28	37	32	28	25	22	21	50	45	41	34	32	28
Corned Beef, Overstuffed	5 oz meat	656	33	55	47	41	36	33	31	73	66	60	50	47	41
w/Chopped Liver	overstuffed	574	45	48	41	36	32	29	27	64	57	52	44	41	36
w/Pastrami		617	46	51	44	39	34	31	29	69	62	56	47	44	39
w/Pastrami/Tongue/Cole Slaw		616	51	51	44	39	34	31	29	68	62	56	47	44	39
Corned Beef w/Salami	overstuffed	613	42	51	44	38	34	31	29	68	61	56	47	44	38
w/Swiss/Sauerkraut		662	51	55	47	41	37	33	32	74	66	60	51	47	41
w/Tongue		566	40	47	40	35	31	28	27	63	57	51	44	40	35
Cream Cheese	2 Tbs	236	37	20	17	15	13	12	11	26	24	21	18	17	15
w/Jelly		312	39	26	22	20	17	16	15	35	31	28	24	22	20

				MINUTES OF EXERCISE											
				ACTIVE-ACTIVE						MODERATELY ACTIVE					
FOOD ITEMS	SERVING SIZE	CALORIES	% FAT	100-119	120-139	140-159	160-179	180-199	200+	100-119	120-139	140-159	160-179	180-199	200+
Sandwiches (cont'd)															
Cheese, Grilled w/Ham	2 slices	548	67	78	69	61	55	50	46	137	110	91	78	69	61
w/Ham/Tomato		568	67	81	71	63	57	52	47	142	114	95	81	71	63
w/Tomato		436	65	62	55	48	44	40	36	109	87	73	62	55	48
Cheese, Swiss	3 slices	433	53	62	54	48	43	39	36	108	87	72	62	54	48
Chopped Liver	½ cup liver	382	53	55	48	42	38	35	32	96	76	64	55	48	42
Corned Beef	3 oz meat	446	28	64	56	50	45	41	37	112	89	74	64	56	50
Corned Beef, Overstuffed	5 oz meat	656	33	94	82	73	66	60	55	164	131	109	94	82	73
w/Chopped Liver	overstuffed	574	45	82	72	64	57	52	48	144	115	96	82	72	64
w/Pastrami		617	46	88	77	69	62	56	51	154	123	103	88	77	69
w/Pastrami/Tongue/Cole Slaw		616	51	88	77	68	62	56	51	154	123	103	88	77	68
Corned Beef w/Salami	overstuffed	613	42	88	77	68	61	56	51	153	123	102	88	77	68
w/Swiss/Sauerkraut		662	51	95	83	74	66	60	55	166	132	110	95	83	74
w/Tongue		566	40	81	71	63	57	51	47	142	113	94	81	71	63
Cream Cheese	2 Tbs	236	37	34	30	26	24	21	20	59	47	39	34	30	26
w/Jelly		312	39	45	39	35	31	28	26	78	62	52	45	39	35

FOOD ITEMS	SERVING SIZE	CALORIES	% FAT	MINUTES OF EXERCISE: SUPER-ACTIVE 100-119	120-139	140-159	160-179	180-199	200+	VERY-ACTIVE 100-119	120-139	140-159	160-179	180-199	200+
Sandwiches (cont'd)															
Cream Cheese w/Olives	2 Tbs	268	40	22	19	17	15	13	13	30	27	24	21	19	17
Egg, Fried	1 egg	229	31	19	16	14	13	11	11	25	23	21	18	16	14
w/Bacon		315	45	26	23	20	18	16	15	35	32	29	24	23	20
w/Bologna		387	42	32	28	24	22	19	18	43	39	35	30	28	24
w/Boiled Ham		361	41	30	26	23	20	18	17	40	36	33	28	26	23
w/Salami		405	44	34	29	25	23	20	19	45	41	37	31	29	25
Egg, Scrambled		241	34	20	17	15	13	12	11	27	24	22	19	17	15
Egg, Western		276	36	23	20	17	15	14	13	31	28	25	21	20	17
Flounder, Fried	3 oz fish	351	23	29	25	22	20	18	17	39	35	32	27	25	22
Ham	3 oz	320	49	27	23	20	18	16	15	36	32	29	25	23	20
w/Cheese		387	55	32	28	24	22	19	18	43	39	35	30	28	24
Lettuce and Tomato		147	10	12	11	9	8	7	7	16	15	13	11	11	9
Liverwurst	3 oz	396	51	33	28	25	22	20	19	44	40	36	30	28	25
Lobster Salad	4 oz	255	32	21	18	16	14	13	12	28	26	23	20	18	16
London Broil	6 oz lean	464	26	39	33	29	26	23	22	52	46	42	36	33	29

FOOD ITEMS	SERVING SIZE	CALORIES	% FAT	MINUTES OF EXERCISE: ACTIVE-ACTIVE 100-119	120-139	140-159	160-179	180-199	200+	MODERATELY ACTIVE 100-119	120-139	140-159	160-179	180-199	200+
Sandwiches (cont'd)															
Cream Cheese w/Olives	2 Tbs	268	40	38	34	30	27	24	22	67	54	45	38	34	30
Egg, Fried	1 egg	229	31	33	29	25	23	21	19	57	46	38	33	29	25
w/Bacon		315	45	45	39	35	32	29	26	79	63	53	45	39	35
w/Bologna		387	42	55	48	43	39	35	32	97	77	65	55	48	43
w/Boiled Ham		361	41	52	45	40	36	33	30	90	72	60	52	45	40
w/Salami		405	44	58	51	45	41	37	34	101	81	68	58	51	45
Egg, Scrambled		241	34	34	30	27	24	22	20	60	48	40	34	30	27
Egg, Western		276	36	39	35	31	28	25	23	69	55	46	39	35	31
Flounder, Fried	3 oz fish	351	23	50	44	39	35	32	29	88	70	59	50	44	39
Ham	3 oz	320	49	46	40	36	32	29	27	80	64	53	46	40	36
w/Cheese		387	55	55	48	43	39	35	32	97	77	65	55	48	43
Lettuce and Tomato		147	10	21	18	16	15	13	12	37	29	25	21	18	16
Liverwurst	3 oz	396	51	57	50	44	40	36	33	99	79	66	57	50	44
Lobster Salad	4 oz	255	32	36	32	28	26	23	21	64	51	43	36	32	28
London Broil	6 oz lean	464	26	66	58	52	46	42	39	116	93	77	66	58	52

FOOD ITEMS	SERVING SIZE	CALORIES	% FAT	MINUTES OF EXERCISE: SUPER-ACTIVE 100-119	120-139	140-159	160-179	180-199	200+	VERY-ACTIVE 100-119	120-139	140-159	160-179	180-199	200+
Sandwiches (cont'd)															
Meatball w/Sauce	4 oz	406	37	34	29	25	23	20	19	45	41	37	31	29	25
Meatloaf	3 oz	300	28	25	21	19	17	15	14	33	30	27	23	21	19
Pastrami, Overstuffed	5 oz	560	45	47	40	35	31	28	27	62	56	51	43	40	35
Peanut Butter	1 oz pb	297	54	25	21	19	17	15	14	33	30	27	23	21	19
w/Jelly		373	36	31	27	23	21	19	18	41	37	34	29	27	23
Pork, Roast	3 oz lean	380	46	32	27	24	21	19	18	42	38	35	29	27	24
Pork Sausage	3 oz	553	35	46	40	35	31	28	26	61	55	50	43	40	35
w/Pepper		569	36	47	41	36	32	28	27	63	57	52	44	41	36
Roast Beef, Overstuffed	4 oz	490	62	41	35	31	27	25	23	54	49	45	38	35	31
w/Gravy	6 oz	700	65	58	50	44	39	35	33	78	70	64	54	50	44
w/Tongue	5 oz	538	54	45	38	34	30	27	26	60	54	49	41	38	34
Salami	3 oz	394	38	33	28	25	22	20	19	44	39	36	30	28	25
w/Roast Beef/Chopped Liver	overstuffed	612	51	51	44	38	34	31	29	68	61	56	47	44	38
Shrimp Salad	4 oz	250	10	21	18	16	14	13	12	28	25	23	19	18	16
Sloppy Joe w/Sauce	6 oz	482	51	40	34	30	27	24	23	54	48	44	37	34	30

FOOD ITEMS	SERVING SIZE	CALORIES	% FAT	MINUTES OF EXERCISE — ACTIVE-ACTIVE 100-119	120-139	140-159	160-179	180-199	200+	MODERATELY ACTIVE 100-119	120-139	140-159	160-179	180-199	200+
Sandwiches (cont'd)															
Meatball w/Sauce	4 oz	406	37	58	51	45	41	37	34	102	81	68	58	51	45
Meatloaf	3 oz	300	28	43	38	33	30	27	25	75	60	50	43	38	33
Pastrami, Overstuffed	5 oz	560	45	80	70	62	56	51	47	140	112	93	80	70	62
Peanut Butter	1 oz pb	297	54	42	37	33	30	27	25	74	59	50	42	37	33
w/Jelly		373	36	53	47	41	37	34	31	93	75	62	53	47	41
Pork, Roast	3 oz lean	380	46	54	48	42	38	35	32	95	76	63	54	48	42
Pork Sausage	3 oz	553	35	79	69	61	55	50	46	138	111	92	79	69	61
w/Pepper		569	36	81	71	63	57	52	47	142	114	95	81	71	63
Roast Beef, Overstuffed	4 oz	490	62	70	61	54	49	45	41	123	98	82	70	61	54
w/Gravy	6 oz	700	65	100	88	78	70	64	58	175	140	117	100	88	78
w/Tongue	5 oz	538	54	77	67	60	54	49	45	135	108	90	77	67	60
Salami	3 oz	394	38	56	49	44	39	36	33	99	79	66	56	49	44
w/Roast Beef/Chopped Liver	overstuffed	612	51	87	77	68	61	56	51	153	122	102	87	77	68
Shrimp Salad	4 oz	250	10	36	31	28	25	23	21	63	50	42	36	31	28
Sloppy Joe w/Sauce	6 oz	482	51	69	60	54	48	44	40	121	96	80	69	60	54

FOOD ITEMS	SERVING SIZE	CALORIES	% FAT	MINUTES OF EXERCISE: SUPER-ACTIVE 100-119	120-139	140-159	160-179	180-199	200+	VERY-ACTIVE 100-119	120-139	140-159	160-179	180-199	200+
Sandwiches (cont'd)															
Steak	4 oz lean	353	30	29	25	22	20	18	17	39	35	32	27	25	22
Tongue, Overstuffed	5 oz	475	38	40	34	30	26	24	23	53	48	43	37	34	30
Tuna Salad	4 oz	324	46	27	23	20	18	16	15	36	32	29	25	23	20
w/Egg/Onion		413	49	34	30	26	23	21	20	46	41	38	32	30	26
Turkey, Overstuffed	overstuffed	380	32	32	27	24	21	19	18	42	38	35	29	27	24
w/Chopped Liver/Onion		469	53	39	34	29	26	23	22	52	47	43	36	34	29
w/Gravy		400	35	33	29	25	22	20	19	44	40	36	31	29	25
w/Ham/Swiss		478	55	40	34	30	27	24	23	53	48	43	37	34	30
w/Roast Beef		480	52	40	34	30	27	24	23	53	48	44	37	34	30
w/Tongue		428	48	36	31	27	24	21	20	48	43	39	33	31	27
w/Tongue/Chopped Beef		488	51	41	35	31	27	24	23	54	49	44	38	35	31

FOOD ITEMS	SERVING SIZE	CALO-RIES	% FAT	MINUTES OF EXERCISE: ACTIVE-ACTIVE 100-119	120-139	140-159	160-179	180-199	200+	MODERATELY ACTIVE 100-119	120-139	140-159	160-179	180-199	200+
Sandwiches (cont'd)															
Steak	4 oz lean	353	30	50	44	39	35	32	29	88	71	59	50	44	39
Tongue, Overstuffed	5 oz	475	38	68	59	53	48	43	40	119	95	79	68	59	53
Tuna Salad	4 oz	324	46	46	41	36	32	29	27	81	65	54	46	41	36
w/Egg/Onion		413	49	59	52	46	41	38	34	103	83	69	59	52	46
Turkey, Overstuffed	overstuffed	380	32	54	48	42	38	35	32	95	76	63	54	48	42
w/Chopped Liver/Onion		469	53	67	59	52	47	43	39	117	94	78	67	59	52
w/Gravy		400	35	57	50	44	40	36	33	100	80	67	57	50	44
w/Ham/Swiss		478	55	68	60	53	48	43	40	120	96	80	68	60	53
w/Roast Beef		480	52	69	60	53	48	44	40	120	96	80	69	60	53
w/Tongue		428	48	61	54	48	43	39	36	107	86	71	61	54	48
w/Tongue/Chopped Beef		488	51	70	61	54	49	44	41	122	98	81	70	61	54

FOOD ITEMS	SERVING SIZE	CALORIES	% FAT	SUPER-ACTIVE 100-119	120-139	140-159	160-179	180-199	200+	VERY-ACTIVE 100-119	120-139	140-159	160-179	180-199	200+
Soups—Canned/Homemade															
Asparagus, Cream of, w/Milk	1½ cups/	132	46	11	9	8	7	7	6	15	13	12	10	9	8
Bean, Homemade	1 bowl	390	27	33	28	24	22	20	19	43	39	35	30	28	24
Bean w/Bacon, Made w/Water		217	31	18	16	14	12	11	10	24	22	20	17	16	14
Bean w/Ham, Homemade		240	33	20	17	15	13	12	11	27	24	22	18	17	15
Bean w/Pork, Made w/Water		210	32	18	15	13	12	11	10	23	21	19	16	15	13
Beef, Made w/Water		135	14	11	10	8	8	7	6	15	14	12	10	10	8
Beef Barley, Homemade		145	14	12	10	9	8	7	7	16	15	13	11	10	9
Beef, Chunky		250	20	21	18	16	14	13	12	28	25	23	19	18	16
Beef Noodle		114	32	10	8	7	6	6	5	13	11	10	9	8	7
Beef Noodle w/Dumplings		156	33	13	11	10	9	8	7	17	16	14	12	11	10
Black Bean Made w/Water		130	12	11	9	8	7	7	6	14	13	12	10	9	8
Borscht		120	23	10	9	8	7	6	6	13	12	11	9	9	8
Cauliflower, Cream of, Homemade		204	49	17	15	13	11	10	10	23	20	19	16	15	13
Celery, Cream of, Made w/Milk		150	53	13	11	9	8	8	7	17	15	14	12	11	9
Celery, Cream of, Homemade		235	50	20	17	15	13	12	11	26	24	21	18	17	15

FOOD ITEMS	SERVING SIZE	CALORIES	% FAT	MINUTES OF EXERCISE: ACTIVE-ACTIVE 100-119	120-139	140-159	160-179	180-199	200+	MODERATELY ACTIVE 100-119	120-139	140-159	160-179	180-199	200+
Soups—Canned/Homemade															
Asparagus, Cream of, w/Milk	1½ cups/	132	46	19	17	15	13	12	11	33	26	22	19	17	15
Bean, Homemade	1 bowl	390	27	56	49	43	39	35	33	98	78	65	56	49	43
Bean w/Bacon, Made w/Water		217	31	31	27	24	22	20	18	54	43	36	31	27	24
Bean w/Ham, Homemade		240	33	34	30	27	24	22	20	60	48	40	34	30	27
Bean w/Pork, Made w/Water		210	32	30	26	23	21	19	18	53	42	35	30	26	23
Beef, Made w/Water		135	14	19	17	15	14	12	11	34	27	23	19	17	15
Beef Barley, Homemade		145	14	21	18	16	15	13	12	36	29	24	21	18	16
Beef, Chunky		250	20	36	31	28	25	23	21	63	50	42	36	31	28
Beef Noodle		114	32	16	14	13	11	10	10	29	23	19	16	14	13
Beef Noodle w/Dumplings		156	33	22	20	17	16	14	13	39	31	26	22	20	17
Black Bean, Made w/Water		130	12	19	16	14	13	12	11	33	26	22	19	16	14
Borscht		120	23	17	15	13	12	11	10	30	24	20	17	15	13
Cauliflower, Cream of, Homemade		204	49	29	26	23	20	19	17	51	41	34	29	26	23
Celery, Cream of, Made w/Milk		150	53	21	19	17	15	14	13	38	30	25	21	19	17
Celery, Cream of, Homemade		235	50	34	29	26	24	21	20	59	47	39	34	29	26

FOOD ITEMS	SERVING SIZE	CALORIES	% FAT	MINUTES OF EXERCISE: SUPER-ACTIVE 100-119	120-139	140-159	160-179	180-199	200+	VERY-ACTIVE 100-119	120-139	140-159	160-179	180-199	200+
Soups—Canned/Homemade (cont'd)															
Cheddar Cheese, Made w/Water	1½ cups/	204	61	17	15	13	11	10	10	23	20	19	16	15	13
Chicken, Chunky	1 bowl	180	33	15	13	11	10	9	9	20	18	16	14	13	11
Chicken, Cream of		175	57	15	13	11	10	9	8	19	18	16	13	13	11
Chicken, Cream of, w/Milk		219	54	18	16	14	12	11	10	24	22	20	17	16	14
Chicken Gumbo		123	23	10	9	8	7	6	6	14	12	11	9	9	8
Chicken Noodle w/Dumplings		130	30	11	9	8	7	7	6	14	13	12	10	9	8
Chicken Rice w/Mushrooms		126	23	11	9	8	7	6	6	14	13	11	10	9	8
Chicken Vegetable, Made w/Water		98	34	8	7	6	5	5	5	11	10	9	8	7	6
Chili Beef		254	35	21	18	16	14	13	12	28	25	23	20	18	16
Chili Beef, Made w/Water		204	35	17	15	13	11	10	10	23	20	19	17	15	13
Clam Chowder, Manhattan		114	23	10	8	7	6	6	5	13	11	10	9	8	7
Clam Chowder, New England, w/Milk		260	36	22	19	16	14	13	12	29	26	24	20	19	16
Clam Chowder, New England, w/Water		156	27	13	11	10	9	8	7	17	16	14	12	11	10
Minestrone		131	20	11	9	8	7	7	6	15	13	12	10	9	8
Mushroom, Cream of, w/Milk		223	60	19	16	14	12	11	11	25	22	20	17	16	14

FOOD ITEMS	SERVING SIZE	CALORIES	% FAT	MINUTES OF EXERCISE: ACTIVE-ACTIVE 100-119	120-139	140-159	160-179	180-199	200+	MODERATELY ACTIVE 100-119	120-139	140-159	160-179	180-199	200+
Soups—Canned/Homemade (cont'd)															
Cheddar Cheese, Made w/Water	1½ cups/	204	61	29	26	23	20	19	17	51	41	34	29	26	23
Chicken, Chunky	1 bowl	180	33	26	23	20	18	16	15	45	36	30	26	23	20
Chicken, Cream of		175	57	25	22	19	18	16	15	44	35	29	25	22	19
Chicken, Cream of, w/Milk		219	54	31	27	24	22	20	18	55	44	37	31	27	24
Chicken Gumbo		123	23	18	15	14	12	11	10	31	25	21	18	15	14
Chicken Noodle w/Dumplings		130	30	19	16	14	13	12	11	33	26	22	19	16	14
Chicken Rice w/Mushrooms		126	23	18	16	14	13	11	11	32	25	21	18	16	14
Chicken Vegetable, Made w/Water		98	34	14	12	11	10	9	8	25	20	16	14	12	11
Chili Beef		254	35	36	32	28	25	23	21	64	51	42	36	32	28
Chili Beef, Made w/Water		204	35	29	26	23	20	19	17	51	41	34	29	26	23
Clam Chowder, Manhattan		114	23	16	14	13	11	10	10	29	23	19	16	14	13
Clam Chowder, New England, w/Milk		260	36	37	33	29	26	24	22	65	52	43	37	33	29
Clam Chowder, New England, w/Water		156	27	22	20	17	16	14	13	39	31	26	22	20	17
Minestrone		131	20	19	16	15	13	12	11	33	26	22	19	16	15
Mushroom, Cream of, w/Milk		223	60	32	28	25	22	20	19	56	45	37	32	28	25

FOOD ITEMS	SERVING SIZE	CALORIES	% FAT	MINUTES OF EXERCISE: SUPER-ACTIVE 100-119	120-139	140-159	160-179	180-199	200+	VERY-ACTIVE 100-119	120-139	140-159	160-179	180-199	200+
Soups—Canned/Homemade (cont'd)															
Oyster Stew, Homemade	1½ cups/	146	53	12	10	9	8	7	7	16	15	13	11	10	9
Oyster Stew, Frozen, w/Milk	1 bowl	200	57	17	14	13	11	10	10	22	20	18	15	14	13
Pea Green		219	16	18	16	14	12	11	10	24	22	20	17	16	14
Pea Green, Made w/Milk		174	26	15	12	11	10	9	8	19	17	16	13	12	11
Pea Green w/Ham, Frozen, w/Water		148	20	12	11	9	8	7	7	16	15	13	11	11	9
Pea Split		258	7	22	18	16	14	13	12	29	26	23	20	18	16
Pea Split, Made w/Water		178	7	15	13	11	10	9	9	20	18	16	14	13	11
Pepper Pot, Made w/Water		131	40	11	9	8	7	7	6	15	13	12	10	9	8
Potato		318	30	27	23	20	18	16	15	35	32	29	24	23	20
Potato, Cream of, Frozen, w/Milk		237	40	20	17	15	13	12	11	26	24	22	18	17	15
Scotch Broth		114	29	10	8	7	6	6	5	13	11	10	9	8	7
Shrimp, Cream of, Made w/Milk		243	51	20	17	15	14	12	12	27	24	22	19	17	15
Shrimp, Cream of, w/Water		188	52	16	13	12	10	9	9	21	19	17	14	13	12
Tomato, Made w/Water		110	21	9	8	7	6	6	5	12	11	10	8	8	7
Tomato Rice		128	20	11	9	8	7	6	6	14	13	12	10	9	8

FOOD ITEMS	SERVING SIZE	CALORIES	% FAT	MINUTES OF EXERCISE: ACTIVE-ACTIVE 100-119	120-139	140-159	160-179	180-199	200+	MODERATELY ACTIVE 100-119	120-139	140-159	160-179	180-199	200+
Soups—Canned/Homemade (cont'd)															
Oyster Stew, Homemade	1½ cups/	146	53	21	18	16	15	13	12	37	29	24	21	18	16
Oyster Stew, Frozen, w/Milk	1 bowl	200	57	29	25	22	20	18	17	50	40	33	29	25	22
Pea Green		219	16	31	27	24	22	20	18	55	44	37	31	27	24
Pea Green, Made w/Milk		174	26	25	22	19	17	16	15	44	35	29	25	22	19
Pea Green w/Ham, Frozen, w/Water		148	20	21	19	16	15	13	12	37	30	25	21	19	16
Pea Split		258	7	37	32	29	26	23	22	65	52	43	37	32	29
Pea Split, Made w/Water		178	7	25	22	20	18	16	15	45	36	30	25	22	20
Pepper Pot, Made w/Water		131	40	19	16	15	13	12	11	33	26	22	19	16	15
Potato		318	30	45	40	35	32	29	27	80	64	53	45	40	35
Potato, Cream of, Frozen, w/Milk		237	40	34	30	26	24	22	20	59	47	40	34	30	26
Scotch Broth		114	29	16	14	13	11	10	10	29	23	19	16	14	13
Shrimp, Cream of, Made w/Milk		243	51	35	30	27	24	22	20	61	49	41	35	30	27
Shrimp, Cream of, w/Water		188	52	27	24	21	19	17	16	47	38	31	27	24	21
Tomato, Made w/Water		110	21	16	14	12	11	10	9	28	22	18	16	14	12
Tomato Rice		128	20	18	16	14	13	12	11	32	26	21	18	16	14

FOOD ITEMS	SERVING SIZE	CALORIES	% FAT	MINUTES OF EXERCISE: SUPER-ACTIVE 100-119	120-139	140-159	160-179	180-199	200+	VERY-ACTIVE 100-119	120-139	140-159	160-179	180-199	200+
Soups—Canned/Homemade (cont'd)															
Turkey Noodle	1½ cups/	138	26	12	10	9	8	7	7	15	14	13	11	10	9
Turkey Vegetable	1 bowl	141	36	12	10	9	8	7	7	16	14	13	11	10	9
Vegetable		131	27	11	9	8	7	7	6	15	13	12	10	9	8
Vegetable Bean, w/Water		124	18	10	9	8	7	6	6	14	12	11	10	9	8
Vegetable Beef		152	20	13	11	10	8	8	7	17	15	14	12	11	10
Vegetable, Cream of, w/Milk		125	51	10	9	8	7	6	6	14	13	11	10	9	8
Vegetable, w/Beef Stock		204	22	17	15	13	11	10	10	23	20	19	16	15	13
Vegetable, w/Ground Beef		135	20	11	10	8	8	7	6	15	14	12	10	10	8
Vegetarian Vegetable, Made w/Water		95	21	8	7	6	5	5	5	11	10	9	7	7	6

FOOD ITEMS	SERVING SIZE	CALORIES	% FAT	MINUTES OF EXERCISE: ACTIVE-ACTIVE 100-119	120-139	140-159	160-179	180-199	200+	MODERATELY ACTIVE 100-119	120-139	140-159	160-179	180-199	200+
Soups—Canned/Homemade (cont'd)															
Turkey Noodle	1½ cups/	138	26	20	17	15	14	13	12	35	28	23	20	17	15
Turkey Vegetable	1 bowl	141	36	20	18	16	14	13	12	35	28	24	20	18	16
Vegetable		131	27	19	16	15	13	12	11	33	26	22	19	16	15
Vegetable Bean, w/Water		124	18	18	16	14	12	11	10	31	25	21	18	16	14
Vegetable Beef		152	20	22	19	17	15	14	13	38	30	25	22	19	17
Vegetable, Cream of, w/Milk		125	51	18	16	14	13	11	10	31	25	21	18	16	14
Vegetable, w/Beef Stock		204	22	29	26	23	20	19	17	51	41	34	29	26	23
Vegetable, w/Ground Beef		135	20	19	17	15	14	12	11	34	27	23	19	17	15
Vegetarian Vegetable, Made w/Water		95	21	14	12	11	10	9	8	24	19	16	14	12	11

FOOD ITEMS	SERVING SIZE	CALORIES	% FAT	MINUTES OF EXERCISE: SUPER-ACTIVE 100-119	120-139	140-159	160-179	180-199	200+	VERY-ACTIVE 100-119	120-139	140-159	160-179	180-199	200+
Salad w/o Dressing Unless Specified															
Apple, Celery & Walnut	⅓ cup	137		11	10	9	8	7	7	15	14	12	11	10	9
Carrot & Raisin		153	34	13	11	10	9	8	7	17	15	14	12	11	10
Chef's Salad—Roast Beef, Ham, Etc.	2 oz ea	700	54	58	50	44	39	35	33	78	70	64	54	50	44
Chicken Salad Platter	5 oz	266	40	22	19	17	15	13	13	30	27	24	20	19	17
Coleslaw w/French Dressing	1 cup	155	85	13	11	10	9	8	7	17	16	14	12	11	10
Coleslaw w/Mayonnaise		173	87	14	12	11	10	9	8	19	17	16	13	12	11
Coleslaw w/Mayo Type Dressing		119	87	10	9	7	7	6	6	13	12	11	9	9	7
Cottage Cheese w/Cantaloupe	4 oz, ½ slice	202		17	14	13	11	10	10	22	20	18	16	14	13
Cottage Cheese w/Fruit, Jello	4 oz each	272		23	19	17	15	14	13	30	27	25	21	19	17
Crab Salad	⅓ cup	145	13	12	10	9	8	7	7	16	15	13	11	10	9
Egg Salad Platter	5 oz	288	60	24	21	18	16	14	14	32	29	26	22	21	18
Endive w/Bacon Dressing	1 large svg	228	12	19	16	14	13	11	11	25	23	21	18	16	14
Gelatin w/Fruit	1 avg sq	139		12	10	9	8	7	7	15	14	13	11	10	9
Gelatin w/Chopped Vegetable		115		10	8	7	6	6	5	13	12	10	9	8	7
Lettuce w/French Dressing	1 serving	133	47	11	10	8	7	7	6	15	13	12	10	10	8

FOOD ITEMS	SERVING SIZE	CALORIES	% FAT	MINUTES OF EXERCISE — ACTIVE-ACTIVE 100-119	120-139	140-159	160-179	180-199	200+	MODERATELY ACTIVE 100-119	120-139	140-159	160-179	180-199	200+
Salad w/o Dressing Unless Specified															
Apple, Celery & Walnut	⅓ cup	137		20	17	15	14	12	11	34	27	23	20	17	15
Carrot & Raisin		153	34	22	19	17	15	14	13	38	31	26	22	19	17
Chef's Salad—Roast Beef, Ham, Etc.	2 oz ea	700	54	100	88	78	70	64	58	175	140	117	100	88	78
Chicken Salad Platter	5 oz	266	40	38	33	30	27	24	22	67	53	44	38	33	30
Coleslaw w/French Dressing	1 cup	155	85	22	19	17	16	14	13	39	31	26	22	19	17
Coleslaw w/Mayonnaise		173	87	25	22	19	17	16	14	43	35	29	25	22	19
Coleslaw w/Mayo Type Dressing		119	87	17	15	13	12	11	10	30	24	20	17	15	13
Cottage Cheese w/Cantaloupe	4 oz, ½ slice	202		29	25	22	20	18	17	51	40	34	29	25	22
Cottage Cheese w/Fruit, Jello	4 oz each	272		39	34	30	27	25	23	68	54	45	39	34	30
Crab Salad	⅓ cup	145	13	21	18	16	15	13	12	36	29	24	21	18	16
Egg Salad Platter	5 oz	288	60	41	36	32	29	26	24	72	58	48	41	36	32
Endive w/Bacon Dressing	1 large svg	228	12	33	29	25	23	21	19	57	46	38	33	29	25
Gelatin w/Fruit	1 avg sq	139		20	17	15	14	13	12	35	28	23	20	17	15
Gelatin w/Chopped Vegetable		115		16	14	13	12	10	10	29	23	19	16	14	13
Lettuce w/French Dressing	1 serving	133	47	19	17	15	13	12	11	33	27	22	19	17	15

FOOD ITEMS	SERVING SIZE	CALORIES	% FAT	MINUTES OF EXERCISE SUPER-ACTIVE 100-119	120-139	140-159	160-179	180-199	200+	VERY-ACTIVE 100-119	120-139	140-159	160-179	180-199	200+
Salad w/o Dressing Unless Spec. (cont'd)															
Lobster Salad Platter	5 oz	198	50	17	14	12	11	10	9	22	20	18	15	14	12
Macaroni, Onion w/Mayonnaise	1 cup	335	69	28	24	21	19	17	16	37	34	30	26	24	21
Potato Salad w/Mayonnaise,															
French Dressing		363	57	30	26	23	20	18	17	40	36	33	28	26	23
Salmon Platter	6¼ oz can	504	50	42	36	32	28	25	24	56	50	46	39	36	32
Sardines	3¾ oz can	330	55	28	24	21	18	17	16	37	33	30	25	24	21
Shrimp Salad Platter	5 oz	192	13	16	14	12	11	10	9	21	19	17	15	14	12
Spinach (Bacon, Egg, Mushroom)	½ cup	198	48	17	14	12	11	10	9	22	20	18	15	14	12
Spinach (Mushroom, Egg, Crouton)		178	46	15	13	11	10	9	8	20	18	16	14	13	11
Stuffed Prunes w/Peanut Butter		414	27	35	30	26	23	21	20	46	41	38	32	30	26
Tuna in Oil	7 oz can	333	37	28	24	21	19	17	16	37	33	30	26	24	21
Tuna in Water		251	10	21	18	16	14	13	12	28	25	23	19	18	16
Tuna Salad Platter	½ cup	285	60	24	20	18	16	14	14	32	29	26	22	20	18
Waldorf Salad	1 serving	127	40	11	9	8	7	6	6	14	13	12	10	9	8

				MINUTES OF EXERCISE											
				ACTIVE-ACTIVE						MODERATELY ACTIVE					
FOOD ITEMS	SERVING SIZE	CALO-RIES	% FAT	100-119	120-139	140-159	160-179	180-199	200+	100-119	120-139	140-159	160-179	180-199	200+
Salad w/o Dressing Unless Spec. (cont'd)															
Lobster Salad Platter	5 oz	198	50	28	25	22	20	18	17	50	40	33	28	25	22
Macaroni, Onion w/Mayonnaise	1 cup	335	69	48	42	37	34	30	28	84	67	56	48	42	37
Potato Salad w/Mayonnaise, French Dressing		363	57	52	45	40	36	33	30	91	73	61	52	45	40
Salmon Platter	6¼ oz can	504	50	72	63	56	50	46	42	126	101	84	72	63	56
Sardines	3¾ oz can	330	55	47	41	37	33	30	28	83	66	55	47	41	37
Shrimp Salad Platter	5 oz	192	13	27	24	21	19	17	16	48	38	32	27	24	21
Spinach (Bacon, Egg, Mushroom)	½ cup	198	48	28	25	22	20	18	17	50	40	33	28	25	22
Spinach (Mushroom, Egg, Crouton)		178	46	25	22	20	18	16	15	45	36	30	25	22	20
Stuffed Prunes w/Peanut Butter		414	27	59	52	46	41	38	35	104	83	69	59	52	46
Tuna in Oil	7 oz can	333	37	48	42	37	33	30	28	83	67	56	48	42	37
Tuna in Water		251	10	36	31	28	25	23	21	63	50	42	36	31	28
Tuna Salad Platter	½ cup	285	60	41	36	32	29	26	24	71	57	48	41	36	32
Waldorf Salad	1 serving	127	40	18	16	14	13	12	11	32	25	21	18	16	14

FOOD ITEMS	SERVING SIZE	CALORIES	% FAT	MINUTES OF EXERCISE: SUPER-ACTIVE 100-119	120-139	140-159	160-179	180-199	200+	VERY-ACTIVE 100-119	120-139	140-159	160-179	180-199	200+
Salad Dressing															
Blue/Roquefort Cheese	2 T	152	94	13	11	10	8	8	7	17	15	14	12	11	10
French		132	86	11	9	8	7	7	6	15	13	12	10	9	8
Italian		166	93	14	12	10	9	8	8	18	17	15	13	12	10
Mayonnaise		202	100	17	14	13	11	10	10	22	20	18	16	14	13
Oil & Vinegar		188	98	16	13	12	10	9	9	21	19	17	14	13	12
Russian		148	92	12	11	9	8	7	7	16	15	13	11	11	9
Salad Dressing Mayonnaise Type		130	77	11	9	8	7	7	6	14	13	12	10	9	8
Thousand Island		160	85	13	11	10	9	8	8	18	16	15	12	11	10

FOOD ITEMS	SERVING SIZE	CALORIES	% FAT	MINUTES OF EXERCISE: ACTIVE-ACTIVE 100-119	120-139	140-159	160-179	180-199	200+	MODERATELY ACTIVE 100-119	120-139	140-159	160-179	180-199	200+
Salad Dressing															
Blue/Roquefort Cheese	2 T	152	94	22	19	17	15	14	13	38	30	25	22	19	17
French		132	86	19	17	15	13	12	11	33	26	22	19	17	15
Italian		166	93	24	21	18	17	15	14	42	33	28	24	21	18
Mayonnaise		202	100	29	25	22	20	18	17	51	40	34	29	25	22
Oil & Vinegar		188	98	27	24	21	19	17	16	47	38	31	27	24	21
Russian		148	92	21	19	16	15	13	12	37	30	25	21	19	16
Salad Dressing Mayonnaise Type		130	77	19	16	14	13	12	11	33	26	22	19	16	14
Thousand Island		160	85	23	20	18	16	15	13	40	32	27	23	20	18

			MINUTES OF EXERCISE											
			SUPER-ACTIVE						VERY-ACTIVE					
FOOD ITEMS	SERVING SIZE	CALO-RIES	100-119	120-139	140-159	160-179	180-199	200+	100-119	120-139	140-159	160-179	180-199	200+
Fruits														
Apple-Raw with Skin	1 medium	81	7	6	5	5	4	4	9	8	7	6	6	5
Dried	10 rings	155	13	11	10	9	8	7	17	16	14	12	11	10
Applesauce, Cnd, Sweetened	½ cup	97	8	7	6	5	5	5	11	10	9	7	7	6
Apricots-Raw	3 medium	51	4	4	3	3	3	2	6	5	5	4	4	3
Canned, Light Syrup	6 halves	108	9	8	7	6	5	5	12	11	10	8	8	7
Dried	10 halves	83	7	6	5	5	4	4	9	8	8	6	6	5
Banana-Raw	1 medium	105	9	8	7	6	5	5	12	11	10	8	8	7
Flakes	½ cup	170	14	12	11	9	9	8	19	17	15	13	12	11
Blackberries-Raw		37	3	3	2	2	2	2	4	4	3	3	3	2
Canned, Heavy Syrup		118	10	8	7	7	6	6	13	12	11	9	8	7
Blueberries-Raw		41	3	3	3	2	2	2	5	4	4	3	3	3
Canned, Heavy Syrup		112	9	8	7	6	6	5	12	11	10	9	8	7
Boysenberries-Raw		39	3	3	2	2	2	2	4	4	4	3	3	2
Canned, Heavy Syrup		113	9	8	7	6	6	5	13	11	10	9	8	7
Cherries-Canned, Heavy Syrup		116	10	8	7	6	6	6	13	12	11	9	8	7

FOOD ITEMS	SERVING SIZE	CALORIES	MINUTES OF EXERCISE — ACTIVE-ACTIVE 100-119	120-139	140-159	160-179	180-199	200+	MODERATELY ACTIVE 100-119	120-139	140-159	160-179	180-199	200+
Fruits														
Apple-Raw with Skin	1 medium	81	12	10	9	8	7	7	20	16	14	12	10	9
Dried	10 rings	155	22	19	17	16	14	13	39	31	26	22	19	17
Applesauce, Cnd, Sweetened	½ cup	97	14	12	11	10	9	8	24	19	16	14	12	11
Apricots-Raw	3 medium	51	7	6	6	5	5	4	13	10	9	7	6	6
Canned, Light Syrup	6 halves	108	15	14	12	11	10	9	27	22	18	15	14	12
Dried	10 halves	83	12	10	9	8	8	7	21	17	14	12	10	9
Banana-Raw	1 medium	105	15	13	12	11	10	9	26	21	18	15	13	12
Flakes	½ cup	170	24	21	19	17	15	14	43	34	28	24	21	19
Blackberries-Raw		37	5	5	4	4	3	3	9	7	6	5	5	4
Canned, Heavy Syrup		118	17	15	13	12	11	10	30	24	20	17	15	13
Blueberries-Raw		41	6	5	5	4	4	3	10	8	7	6	5	5
Canned, Heavy Syrup		112	16	14	12	11	10	9	28	22	19	16	14	12
Boysenberries-Raw		39	6	5	4	4	4	3	10	8	7	6	5	4
Canned, Heavy Syrup		113	16	14	13	11	10	9	28	23	19	16	14	13
Cherries-Canned, Heavy Syrup		116	17	15	13	12	11	10	29	23	19	17	15	13

FOOD ITEMS	SERVING SIZE	CALORIES	MINUTES OF EXERCISE: SUPER-ACTIVE 100-119	120-139	140-159	160-179	180-199	200+	VERY-ACTIVE 100-119	120-139	140-159	160-179	180-199	200+
Fruits (cont'd)														
Cranberry Sauce-Jelled Cnd	½ cup	209	17	15	13	12	10	10	23	21	19	16	15	13
Whole Berries, Cnd	2 oz	89	7	6	6	5	4	4	10	9	8	7	6	6
Orange Relish, Cnd	½ cup	246	21	18	15	14	12	12	27	25	22	19	18	15
Custard Apple, Raw	3½ oz	101	8	7	6	6	5	5	11	10	9	8	7	6
Dates, Dried	10 dates	228	19	16	14	13	11	11	25	23	21	18	16	14
Figs, Dried	10 figs	477	40	34	30	27	24	23	53	48	43	37	34	30
Fruit Cocktail-Cnd, Hvy Syrup	½ cup	93	8	7	6	5	5	4	10	9	8	7	7	6
Fruit Salad-Cnd, Hvy Syrup		94	8	7	6	5	5	4	10	9	9	7	7	6
Grapefruit-Raw	½ medium	37	3	3	2	2	2	2	4	4	3	3	3	2
Grapes-Raw	1 cup	58	5	4	4	3	3	3	6	6	5	4	4	4
Honeydew Melon-Raw	¼ small	33	3	2	2	2	2	2	4	3	3	3	2	2
Jujube-Raw	3½ oz	79	7	6	5	4	4	4	9	8	7	6	6	5
Dried		287	24	21	18	16	14	14	32	29	26	22	21	18
Lychee-Raw	10 medium	66	6	5	4	4	3	3	7	7	6	5	5	4
Dried	3½ oz	277	23	20	17	15	14	13	31	28	25	21	20	17

FOOD ITEMS	SERVING SIZE	CALORIES	MINUTES OF EXERCISE: ACTIVE-ACTIVE 100-119	120-139	140-159	160-179	180-199	200+	MODERATELY ACTIVE 100-119	120-139	140-159	160-179	180-199	200+
Fruits (cont'd)														
Cranberry Sauce-Jelled Cnd	½ cup	209	30	26	23	21	19	17	52	42	35	30	26	23
Whole Berries, Cnd	2 oz	89	13	11	10	9	8	7	22	18	15	13	11	10
Orange Relish, Cnd	½ cup	246	35	31	27	25	22	21	62	49	41	35	31	27
Custard Apple, Raw	3½ oz	101	14	13	11	10	9	8	25	20	17	14	13	11
Dates, Dried	10 dates	228	33	29	25	23	21	19	57	46	38	33	29	25
Figs, Dried	10 figs	477	68	60	53	48	43	40	119	95	80	68	60	53
Fruit Cocktail-Cnd, Hvy Syrup	½ cup	93	13	12	10	9	8	8	23	19	16	13	12	10
Fruit Salad-Cnd, Hvy Syrup		94	13	12	10	9	9	8	24	19	16	13	12	10
Grapefruit-Raw	½ medium	37	5	5	4	4	3	3	9	7	6	5	5	4
Grapes-Raw	1 cup	58	8	7	6	6	5	5	15	12	10	8	7	6
Honeydew Melon-Raw	¼ small	33	5	4	4	3	3	3	8	7	6	5	4	4
Jujube-Raw	3½ oz	79	11	10	9	8	7	7	20	16	13	11	10	9
Dried		287	41	36	32	29	26	24	72	57	48	41	36	32
Lychee-Raw	10 medium	66	9	8	7	7	6	6	17	13	11	9	8	7
Dried	3½ oz	277	40	35	31	28	25	23	69	55	46	40	35	31

FOOD ITEMS	SERVING SIZE	CALORIES	MINUTES OF EXERCISE: SUPER-ACTIVE 100-119	120-139	140-159	160-179	180-199	200+	VERY-ACTIVE 100-119	120-139	140-159	160-179	180-199	200+
Fruits (cont'd)														
Mangos-Raw	1 med	135	11	10	8	8	7	6	15	14	12	10	10	8
Mixed Fruit-Dried	3½ oz	243	20	17	15	14	12	12	27	24	22	19	17	15
Orange	1 medium	60	5	4	4	3	3	3	7	6	5	5	4	4
Papayas-Raw		117	10	8	7	7	6	6	13	12	11	9	8	7
Peach-Raw		37	3	3	2	2	2	2	4	4	3	3	3	2
Canned-Hvy Syrup	1 cup	190	16	14	12	11	10	9	21	19	17	15	14	12
Dried	10 halves	311	26	22	19	17	16	15	35	31	28	24	22	19
Pears-Raw	1 medium	98	8	7	6	5	5	5	11	10	9	8	7	6
Canned-Hvy Syrup	1 cup	188	16	13	12	10	9	9	21	19	17	14	13	12
Dried	10 halves	459	38	33	29	26	23	22	51	46	42	35	33	29
Pineapple-Raw	1 cup pieces	77	6	6	5	4	4	4	9	8	7	6	6	5
Canned-Hvy Syrup		199	17	14	12	11	10	9	22	20	18	15	14	12
Prunes-Cnd, Hvy Syrup	5 prunes	90	8	6	6	5	5	4	10	9	8	7	6	6
Dried	10 prunes	201	17	14	13	11	10	10	22	20	18	15	14	13
Raisins	⅔ cup	300	25	21	19	17	15	14	33	30	27	23	21	19

FOOD ITEMS	SERVING SIZE	CALORIES	MINUTES OF EXERCISE: ACTIVE-ACTIVE 100-119	120-139	140-159	160-179	180-199	200+	MODERATELY ACTIVE 100-119	120-139	140-159	160-179	180-199	200+
Fruits (cont'd)														
Mangos-Raw	1 med	135	19	17	15	14	12	11	34	27	23	19	17	15
Mixed Fruit-Dried	3½ oz	243	35	30	27	24	22	20	61	49	41	35	30	27
Orange	1 medium	60	9	8	7	6	5	5	15	12	10	9	8	7
Papayas-Raw		117	17	15	13	12	11	10	29	23	20	17	15	13
Peach-Raw		37	5	5	4	4	3	3	9	7	6	5	5	4
Canned-Hvy Syrup	1 cup	190	27	24	21	19	17	16	48	38	32	27	24	21
Dried	10 halves	311	44	39	35	31	28	26	78	62	52	44	39	35
Pears-Raw	1 medium	98	14	12	11	10	9	8	25	20	16	14	12	11
Canned-Hvy Syrup	1 cup	188	27	24	21	19	17	16	47	38	31	27	24	21
Dried	10 halves	459	66	57	51	46	42	38	115	92	77	66	57	51
Pineapple-Raw	1 cup pieces	77	11	10	9	8	7	6	19	15	13	11	10	9
Canned-Hvy Syrup		199	28	25	22	20	18	17	50	40	33	28	25	22
Prunes-Cnd, Hvy Syrup	5 prunes	90	13	11	10	9	8	8	23	18	15	13	11	10
Dried	10 prunes	201	29	25	22	20	18	17	50	40	34	29	25	22
Raisins	⅔ cup	300	43	38	33	30	27	25	75	60	50	43	38	33

FOOD ITEMS	SERVING SIZE	CALORIES	MINUTES OF EXERCISE SUPER-ACTIVE 100-119	120-139	140-159	160-179	180-199	200+	VERY-ACTIVE 100-119	120-139	140-159	160-179	180-199	200+
Fruits (cont'd)														
Raspberries-Raw	1 cup	61	9	8	7	6	6	5	15	12	10	9	8	7
Canned, Hvy Syrup	½ cup	117	17	15	13	12	11	10	29	23	20	17	15	13
Strawberries-Raw	1 cup	45	6	6	5	5	4	4	11	9	8	6	6	5
Frozen, Sweetened		245	35	31	27	25	22	20	61	49	41	35	31	27
Tangelos-Raw	1 medium	39	6	5	4	4	4	3	10	8	7	6	5	4
Tangerines-Raw		37	5	5	4	4	3	3	9	7	6	5	5	4
Watermelon-Raw	1 cup	50	7	6	6	5	5	4	13	10	8	7	6	6

			MINUTES OF EXERCISE											
			ACTIVE-ACTIVE						MODERATELY ACTIVE					
FOOD ITEMS	SERVING SIZE	CALORIES	100-119	120-139	140-159	160-179	180-199	200+	100-119	120-139	140-159	160-179	180-199	200+
Fruits (cont'd)														
Raspberries-Raw	1 cup	61	5	4	4	3	3	3	7	6	6	5	4	4
Canned, Hvy Syrup	½ cup	117	10	8	7	7	6	6	13	12	11	9	8	7
Strawberries-Raw	1 cup	45	4	3	3	3	2	2	5	5	4	3	3	3
Frozen, Sweetened		245	20	18	15	14	12	12	27	25	22	19	18	15
Tangelos-Raw	1 medium	39	3	3	2	2	2	2	4	4	4	3	3	2
Tangerines-Raw		37	3	3	2	2	2	2	4	4	3	3	3	2
Watermelon-Raw	1 cup	50	4	4	3	3	3	2	6	5	5	4	4	3

FOOD ITEMS	SERVING SIZE	CALORIES	% FAT	MINUTES OF EXERCISE: SUPER-ACTIVE 100-119	120-139	140-159	160-179	180-199	200+	VERY-ACTIVE 100-119	120-139	140-159	160-179	180-199	200+
Vegetables															
Artichoke, Cooked	1 large	44		4	3	3	2	2	2	5	4	4	3	3	3
Artichoke Hearts, Frzn	½ cup	32		3	2	2	2	2	2	4	3	3	2	2	2
Asparagus, Cooked	⅔ cup	20		2	1	1	1	1	1	2	2	2	2	1	1
Avocado-Calif, Raw	1 med	306	88	26	22	19	17	15	15	34	31	28	24	22	19
Avocado-Florida, Raw		339	72	28	24	21	19	17	16	38	34	31	26	24	21
Beans, Cnd-BBQ	1 cup	278		23	20	17	15	14	13	31	28	25	21	20	17
Brown Sugar		330	16	28	24	21	18	17	16	37	33	30	25	24	21
Chili		240	11	20	17	15	13	12	11	27	24	22	18	17	15
Homestyle		270	13	23	19	17	15	14	13	30	27	25	21	19	17
Pork & Beans		255	14	21	18	16	14	13	12	28	26	23	20	18	16
Rice & Beans		191	20	16	14	12	11	10	9	21	19	17	15	14	12
Beans, White-Cooked		236		20	17	15	13	12	11	26	24	21	18	17	15
Beets, Cooked-Dice		54		5	4	3	3	3	3	6	5	5	4	4	3
Canned-Pickled		190		16	14	12	11	10	9	21	19	17	15	14	12
Black-Eyed Peas-Cooked		172		14	12	11	10	9	8	19	17	16	13	12	11

FOOD ITEMS	SERVING SIZE	CALORIES	% FAT	MINUTES OF EXERCISE: ACTIVE-ACTIVE 100-119	120-139	140-159	160-179	180-199	200+	MODERATELY ACTIVE 100-119	120-139	140-159	160-179	180-199	200+
Vegetables															
Artichoke, Cooked	1 large	44		6	6	5	4	4	4	11	9	7	6	6	5
Artichoke Hearts, Frzn	½ cup	32		5	4	4	3	3	3	8	6	5	5	4	4
Asparagus, Cooked	⅔ cup	20		3	3	2	2	2	2	5	4	3	3	3	2
Avocado-Calif, Raw	1 med	306	88	44	38	34	31	28	26	77	61	51	44	38	34
Avocado-Florida, Raw		339	72	48	42	38	34	31	28	85	68	57	48	42	38
Beans, Cnd-BBQ	1 cup	278		40	35	31	28	25	23	70	56	46	40	35	31
Brown Sugar		330	16	47	41	37	33	30	28	83	66	55	47	41	37
Chili		240	11	34	30	27	24	22	20	60	48	40	34	30	27
Homestyle		270	13	39	34	30	27	25	23	68	54	45	39	34	30
Pork & Beans		255	14	36	32	28	26	23	21	64	51	43	36	32	28
Rice & Beans		191	20	27	24	21	19	17	16	48	38	32	27	24	21
Beans, White-Cooked		236		34	30	26	24	21	20	59	47	39	34	30	26
Beets, Cooked-Dice		54		8	7	6	5	5	5	14	11	9	8	7	6
Canned-Pickled		190		27	24	21	19	17	16	48	38	32	27	24	21
Black-Eyed Peas-Cooked		172		25	22	19	17	16	14	43	34	29	25	22	19

FOOD ITEMS	SERVING SIZE	CALORIES	% FAT	MINUTES OF EXERCISE: SUPER-ACTIVE 100-119	120-139	140-159	160-179	180-199	200+	VERY-ACTIVE 100-119	120-139	140-159	160-179	180-199	200+
Vegetables (cont'd)															
Broccoli-Raw	1 stalk	32		3	2	2	2	2	2	4	3	3	2	2	2
Au Gratin-Frzn	5 oz	170	63	14	12	11	9	9	8	19	17	15	13	12	11
with Cheese Sauce	½ cup	166	63	14	12	10	9	8	8	18	17	15	13	12	10
with Hollandaise Sauce		105	74	9	8	7	6	5	5	12	11	10	8	8	7
Brussels Sprouts, Cooked	6-8 med	36		3	3	2	2	2	2	4	4	3	3	3	2
Au Gratin-Frzn	5½ oz	180	55	15	13	11	10	9	9	20	18	16	14	13	11
Butter Beans, Canned	1 cup	170		14	12	11	9	9	8	19	17	15	13	12	11
Cabbage, Raw, Shredded-Red/Green		27		2	2	2	2	1	1	3	3	2	2	2	2
Carrot-Raw	1 large	42		4	3	3	2	2	2	5	4	4	3	3	3
with Brown Sugar-Frzn	½ cup	82	24	7	6	5	5	4	4	9	8	7	6	6	5
Carrot Raisin Salad, Homemade		153	34	13	11	10	9	8	7	17	15	14	12	11	10
Cauliflower-Raw	1 cup	27		2	2	2	2	1	1	3	3	2	2	2	2
Au Gratin-Frzn	½ cup	155	58	13	11	10	9	8	7	17	16	14	12	11	10
with Almonds-Frzn		40	38	3	3	3	2	2	2	4	4	4	3	3	3
with Cheese Sauce-Frzn		162	60	14	12	10	9	8	8	18	16	15	12	12	10

FOOD ITEMS	SERVING SIZE	CALORIES	% FAT	MINUTES OF EXERCISE: ACTIVE-ACTIVE 100-119	120-139	140-159	160-179	180-199	200+	MODERATELY ACTIVE 100-119	120-139	140-159	160-179	180-199	200+
Vegetables (cont'd)															
Broccoli-Raw	1 stalk	32		5	4	4	3	3	3	8	6	5	5	4	4
Au Gratin-Frzn	5 oz	170	63	24	21	19	17	15	14	43	34	28	24	21	19
with Cheese Sauce	½ cup	166	63	24	21	18	17	15	14	42	33	28	24	21	18
with Hollandaise Sauce		105	74	15	13	12	11	10	9	26	21	18	15	13	12
Brussels Sprouts, Cooked	6-8 med	36		5	5	4	4	3	3	9	7	6	5	5	4
Au Gratin-Frzn	5½ oz	180	55	26	23	20	18	16	15	45	36	30	26	23	20
Butter Beans, Canned	1 cup	170		24	21	19	17	15	14	43	34	28	24	21	19
Cabbage, Raw, Shredded-Red/Green		27		4	3	3	3	2	2	7	5	5	4	3	3
Carrot-Raw	1 large	42		6	5	5	4	4	4	11	8	7	6	5	5
with Brown Sugar-Frzn	½ cup	82	24	12	10	9	8	7	7	21	16	14	12	10	9
Carrot Raisin Salad, Homemade		153	34	22	19	17	15	14	13	38	31	26	22	19	17
Cauliflower-Raw	1 cup	27		4	3	3	3	2	2	7	5	5	4	3	3
Au Gratin-Frzn	½ cup	155	58	22	19	17	16	14	13	39	31	26	22	19	17
with Almonds-Frzn		40	38	6	5	4	4	4	3	10	8	7	6	5	4
with Cheese Sauce-Frzn		162	60	23	20	18	16	15	14	41	32	27	23	20	18

FOOD ITEMS	SERVING SIZE	CALORIES	% FAT	MINUTES OF EXERCISE — SUPER-ACTIVE 100-119	120-139	140-159	160-179	180-199	200+	VERY-ACTIVE 100-119	120-139	140-159	160-179	180-199	200+
Vegetables (cont'd)															
Coleslaw, Homemade	1 cup	173	87	14	12	11	10	9	8	19	17	16	13	12	11
Corn on the Cob	4″ ear	100		8	7	6	6	5	5	11	10	9	8	7	6
with 1 T. Butter		200	22	17	14	13	11	10	10	22	20	18	15	14	13
Cream Style-Canned	½ cup	91		8	7	6	5	5	4	10	9	8	7	7	6
Cucumber	½ medium	8		1	1	1	0	0	0	1	1	1	1	1	1
Eggplant, Raw, Diced		25		2	2	2	1	1	1	3	3	2	2	2	2
Endive-Raw	20 long lvs	20		2	1	1	1	1	1	2	2	2	2	1	1
Garbanzo Beans-Canned	3½ oz	179		15	13	11	10	9	9	20	18	16	14	13	11
Green Beans, French-Canned		15		1	1	1	1	1	1	2	2	1	1	1	1
with Cheese-Frzn	½ cup	156	61	13	11	10	9	8	7	17	16	14	12	11	10
Green Beans, Snap-Cooked	1 cup	31		3	2	2	2	2	1	3	3	3	2	2	2
Hominy, White/Yellow-Canned		130		11	9	8	7	7	6	14	13	12	10	9	8
Kidney Beans, Red-Cooked	⅖ cup	118		10	8	7	7	6	6	13	12	11	9	8	7
Lima Beans-Cooked	⅝ cup	111		9	8	7	6	6	5	12	11	10	9	8	7
Mixed-Corn, Peas, Carrots, Grn Beans-Frzn	⅔ cup	59		5	4	4	3	3	3	7	6	5	5	4	4

FOOD ITEMS	SERVING SIZE	CALORIES	% FAT	MINUTES OF EXERCISE: ACTIVE-ACTIVE 100-119	120-139	140-159	160-179	180-199	200+	MODERATELY ACTIVE 100-119	120-139	140-159	160-179	180-199	200+
Vegetables (cont'd)															
Coleslaw, Homemade	1 cup	173	87	25	22	19	17	16	14	43	35	29	25	22	19
Corn on the Cob	4″ ear	100		14	13	11	10	9	8	25	20	17	14	13	11
with 1 T. Butter		200	22	29	25	22	20	18	17	50	40	33	29	25	22
Cream Style-Canned	½ cup	91		13	11	10	9	8	8	23	18	15	13	11	10
Cucumber	½ medium	8		1	1	1	1	1	1	2	2	1	1	1	1
Eggplant, Raw, Diced		25		4	3	3	3	2	2	6	5	4	4	3	3
Endive-Raw	20 long lvs	20		3	3	2	2	2	2	5	4	3	3	3	2
Garbanzo Beans-Canned	3½ oz	179		26	22	20	18	16	15	45	36	30	26	22	20
Green Beans, French-Canned		15		2	2	2	2	1	1	4	3	3	2	2	2
with Cheese-Frzn	½ cup	156	61	22	20	17	16	14	13	39	31	26	22	20	17
Green Beans, Snap-Cooked	1 cup	31		4	4	3	3	3	3	8	6	5	4	4	3
Hominy, White/Yellow-Canned		130		19	16	14	13	12	11	33	26	22	19	16	14
Kidney Beans, Red-Cooked	⅖ cup	118		17	15	13	12	11	10	30	24	20	17	15	13
Lima Beans-Cooked	⅝ cup	111		16	14	12	11	10	9	28	22	19	16	14	12
Mixed-Corn, Peas, Carrots, Grn Beans-Frzn	⅔ cup	59		8	7	7	6	5	5	15	12	10	8	7	7

FOOD ITEMS	SERVING SIZE	CALORIES	% FAT	MINUTES OF EXERCISE: SUPER-ACTIVE 100-119	120-139	140-159	160-179	180-199	200+	VERY-ACTIVE 100-119	120-139	140-159	160-179	180-199	200+
Vegetables (cont'd)															
Mushrooms-Raw	10 small	28		2	2	2	2	1	1	3	3	3	2	2	2
Fried/Sauteed	4 medium	78	85	7	6	5	4	4	4	9	8	7	6	6	5
Onion-Raw	1 medium	38		3	3	2	2	2	2	4	4	3	3	3	2
In Cheese Sauce-Frzn	½ cup	63	48	5	5	4	4	3	3	7	6	6	5	5	4
with Cream Sauce-Frzn		105	52	9	8	7	6	5	5	12	11	10	8	8	7
Peas-Cooked	⅔ cup	71		6	5	4	4	4	3	8	7	6	5	5	4
with Cream Sauce-Frzn	½ cup	136	46	11	10	9	8	7	6	15	14	12	10	10	9
Peas & Potatoes w/Cream Sauce-Frzn		140	48	12	10	9	8	7	7	16	14	13	11	10	9
Potato-Baked	1 medium	95		8	7	6	5	5	5	11	10	9	7	7	6
Baked	1 large	139		12	10	9	8	7	7	15	14	13	11	10	9
Boiled	1 medium	76		6	5	5	4	4	4	8	8	7	6	5	5
Au Gratin-Frzn	½ cup	135	53	11	10	8	8	7	6	15	14	12	10	10	8
Fried		228	48	19	16	14	13	11	11	25	23	21	18	16	14
Fries-Homemade	10 Pieces	137	43	11	10	9	8	7	7	15	14	12	11	10	9
Shoestring-Frzn	¾ cup	138	36	12	10	9	8	7	7	15	14	13	11	10	9

FOOD ITEMS	SERVING SIZE	CALORIES	% FAT	MINUTES OF EXERCISE											
				ACTIVE-ACTIVE						MODERATELY ACTIVE					
				100-119	120-139	140-159	160-179	180-199	200+	100-119	120-139	140-159	160-179	180-199	200+
Vegetables (cont'd)															
Mushrooms-Raw	10 small	28		4	4	3	3	3	2	7	6	5	4	4	3
Fried/Sauteed	4 medium	78	85	11	10	9	8	7	7	20	16	13	11	10	9
Onion-Raw	1 medium	38		5	5	4	4	3	3	10	8	6	5	5	4
In Cheese sauce-Frzn	½ cup	63	48	9	8	7	6	6	5	16	13	11	9	8	7
with Cream Sauce-Frzn		105	52	15	13	12	11	10	9	26	21	18	15	13	12
Peas-Cooked	⅔ cup	71		10	9	8	7	6	6	18	14	12	10	9	8
with Cream Sauce-Frzn	½ cup	136	46	19	17	15	14	12	11	34	27	23	19	17	15
Peas & Potatoes w/Cream Sauce-Frzn		140	48	20	18	16	14	13	12	35	28	23	20	18	16
Potato-Baked	1 medium	95		14	12	11	10	9	8	24	19	16	14	12	11
Baked	1 large	139		20	17	15	14	13	12	35	28	23	20	17	15
Boiled	1 medium	76		11	10	8	8	7	6	19	15	13	11	10	8
Au Gratin-Frzn	½ cup	135	53	19	17	15	14	12	11	34	27	23	19	17	15
Fried		228	48	33	29	25	23	21	19	57	46	38	33	29	25
Fries-Homemade	10 Pieces	137	43	20	17	15	14	12	11	34	27	23	20	17	15
Shoestring-Frzn	¾ cup	138	36	20	17	15	14	13	12	35	28	23	20	17	15

FOOD ITEMS	SERVING SIZE	CALORIES	% FAT	SUPER-ACTIVE 100-119	120-139	140-159	160-179	180-199	200+	VERY-ACTIVE 100-119	120-139	140-159	160-179	180-199	200+
Vegetables (cont'd) (Potato)															
Hash Brown, Homemade	½ cup	229	46	19	16	14	13	11	11	25	23	21	18	16	14
Scalloped-Homemade	1 cup	255	34	21	18	16	14	13	12	28	26	23	20	18	16
with Cheese		355	49	30	25	22	20	18	17	39	36	32	27	25	22
with Cheese Topping-Frzn		374	42	31	27	23	21	19	18	42	37	34	29	27	23
with Sour Cream Sauce-Frzn		330	38	28	24	21	18	17	16	37	33	30	25	24	21
Potato Pancake-Mix	3 Pancakes	127	35	11	9	8	7	6	6	14	13	12	10	9	8
Potato Salad, Cooked Dressing-Homemade	1 cup	248	29	21	18	16	14	12	12	28	25	23	19	18	16
with Mayonnaise Dressing-Homemade		363	57	30	26	23	20	18	17	40	36	33	28	26	23
Rice, Brown-Cooked	⅘ cup	178		15	13	11	10	9	8	20	18	16	14	13	11
Rice, White-Cooked		164		14	12	10	9	8	8	18	16	15	13	12	10
Beef/Chicken Flavored	½ cup	153	24	13	11	10	9	8	7	17	15	14	12	11	10
Fried		207	27	17	15	13	12	10	10	23	21	19	16	15	13
Spanish	1 cup	213	18	18	15	13	12	11	10	24	21	19	16	15	13
Sauerkraut-Canned	⅔ cup	21		2	2	1	1	1	1	2	2	2	2	2	1
Snow Peas, Chinese	6 oz	90		8	6	6	5	5	4	10	9	8	7	6	6

FOOD ITEMS	SERVING SIZE	CALORIES	% FAT	MINUTES OF EXERCISE ACTIVE-ACTIVE 100-119	120-139	140-159	160-179	180-199	200+	MODERATELY ACTIVE 100-119	120-139	140-159	160-179	180-199	200+
Vegetables (cont'd) (Potato)															
Hash Brown, Homemade	½ cup	229	46	33	29	25	23	21	19	57	46	38	33	29	25
Scalloped-Homemade	1 cup	255	34	36	32	28	26	23	21	64	51	43	36	32	28
with Cheese		355	49	51	44	39	36	32	30	89	71	59	51	44	39
with Cheese Topping-Frzn		374	42	53	47	42	37	34	31	94	75	62	53	47	42
with Sour Cream Sauce-Frzn		330	38	47	41	37	33	30	28	83	66	55	47	41	37
Potato Pancake-Mix	3 Pancakes	127	35	18	16	14	13	12	11	32	25	21	18	16	14
Potato Salad, Cooked Dressing-Homemade	1 cup	248	29	35	31	28	25	23	21	62	50	41	35	31	28
with Mayonnaise Dressing-Homemade		363	57	52	45	40	36	33	30	91	73	61	52	45	40
Rice, Brown-Cooked	⅘ cup	178		25	22	20	18	16	15	45	36	30	25	22	20
Rice, White-Cooked		164		23	21	18	16	15	14	41	33	27	23	21	18
Beef/Chicken Flavored	½ cup	153	24	22	19	17	15	14	13	38	31	26	22	19	17
Fried		207	27	30	26	23	21	19	17	52	41	35	30	26	23
Spanish	1 cup	213	18	30	27	24	21	19	18	53	43	36	30	27	24
Sauerkraut-Canned	⅔ cup	21		3	3	2	2	2	2	5	4	4	3	3	2
Snow Peas, Chinese	6 oz	90		13	11	10	9	8	8	23	18	15	13	11	10

FOOD ITEMS	SERVING SIZE	CALORIES	% FAT	MINUTES OF EXERCISE: SUPER-ACTIVE 100-119	120-139	140-159	160-179	180-199	200+	VERY-ACTIVE 100-119	120-139	140-159	160-179	180-199	200+
Vegetables (cont'd)															
Soybean Curd (Tofu)	3½ oz	72	53	6	5	5	4	4	3	8	7	7	6	5	5
Soybean-Cooked	⅔ cup	118	39	10	8	7	7	6	6	13	12	11	9	8	7
Fermented-Miso	3½ oz	171	24	14	12	11	10	9	8	19	17	16	13	12	11
Spinach, Raw		26		2	2	2	1	1	1	3	3	2	2	2	2
Creamed-Frzn	1 cup	177	50	15	13	11	10	9	8	20	18	16	14	13	11
Squash-Acorn, Baked	½ medium	86		7	6	5	5	4	4	10	9	8	7	6	5
Butternut, Baked/Mashed	1 cup	139		12	10	9	8	7	7	15	14	13	11	10	9
Winter, Baked		126		11	9	8	7	6	6	14	13	11	10	9	8
Sweet Potato-Baked	1 medium	200		17	14	13	11	10	10	22	20	18	15	14	13
Candied-Homemade	3½ oz	168	18	14	12	11	9	8	8	19	17	15	13	12	11
Tomato-Raw	1 small	22		2	2	1	1	1	1	2	2	2	2	2	1
Paste-Canned	1 cup	215		18	15	13	12	11	10	24	22	20	17	15	13
Puree-Canned	29 oz	321		27	23	20	18	16	15	36	32	29	25	23	20
Sauce-Canned	1 cup	80		7	6	5	4	4	4	9	8	7	6	6	5
Yam-Cooked		210		18	15	13	12	11	10	23	21	19	16	15	13

FOOD ITEMS	SERVING SIZE	CALORIES	% FAT	MINUTES OF EXERCISE: ACTIVE-ACTIVE 100-119	120-139	140-159	160-179	180-199	200+	MODERATELY ACTIVE 100-119	120-139	140-159	160-179	180-199	200+
Vegetables (cont'd)															
Soybean Curd (Tofu)	3½ oz	72	53	10	9	8	7	7	6	18	14	12	10	9	8
Soybean-Cooked	⅔ cup	118	39	17	15	13	12	11	10	30	24	20	17	15	13
Fermented-Miso	3½ oz	171	24	24	21	19	17	16	14	43	34	29	24	21	19
Spinach, Raw		26		4	3	3	3	2	2	7	5	4	4	3	3
Creamed-Frzn	1 cup	177	50	25	22	20	18	16	15	44	35	30	25	22	20
Squash-Acorn, Baked	½ medium	86		12	11	10	9	8	7	22	17	14	12	11	10
Butternut, Baked/Mashed	1 cup	139		20	17	15	14	13	12	35	28	23	20	17	15
Winter, Baked		126		18	16	14	13	11	11	32	25	21	18	18	14
Sweet Potato-Baked	1 medium	200		29	25	22	20	18	17	50	40	33	29	25	22
Candied-Homemade	3½ oz	168	18	24	21	19	17	15	14	42	34	28	24	21	19
Tomato-Raw	1 small	22		3	3	2	2	2	2	6	4	4	3	3	2
Paste-Canned	1 cup	215		31	27	24	22	20	18	54	43	36	31	27	24
Puree-Canned	29 oz	321		46	40	36	32	29	27	80	64	54	46	40	36
Sauce-Canned	1 cup	80		11	10	9	8	7	7	20	16	13	11	10	9
Yam-Cooked		210		30	26	23	21	19	18	53	42	35	30	26	23

FOOD ITEMS	SERVING SIZE	CALO-RIES	% FAT	MINUTES OF EXERCISE SUPER-ACTIVE 100-119	120-139	140-159	160-179	180-199	200+	VERY-ACTIVE 100-119	120-139	140-159	160-179	180-199	200+
Combination Foods															
Beans & Frankfurters	1 cup	367	35	31	26	23	20	18	17	41	37	33	28	26	23
Beans & Ham	7 oz	260	32	22	19	16	14	13	12	29	26	24	20	19	16
Beef Goulash w/Noodles	5.2 oz	186	34	16	13	12	10	9	9	21	19	17	14	13	12
Beef Potpie, Homemade	8 oz	558	53	47	40	35	31	28	27	62	56	51	43	40	35
Beef Potpie, Commercial Frozen		443	48	37	32	28	25	22	21	49	44	40	34	32	28
Beef Stew, Potatoes, Carrots, Onions	7 oz	190	35	16	14	12	11	10	9	21	19	17	15	14	12
Beef Stew, Vegetables-Canned	8 oz	186	30	16	13	12	10	9	9	21	19	17	14	13	12
Beef Stew, Vegetables-Homemade		218	43	18	16	14	12	11	10	24	22	20	17	16	14
Burrito, Bean	1 average	350	41	29	25	22	19	18	17	39	35	32	27	25	22
Cabbage Rolls, Stuffed, Frozen	1 cup	193	37	16	14	12	11	10	9	21	19	18	15	14	12
Cheese Fondue		602	62	50	43	38	33	30	29	67	60	55	46	43	38
Chicken a la King		468	66	39	33	29	26	23	22	52	47	43	36	33	29
Chicken & Noodles		367	45	31	27	23	20	18	17	41	37	33	28	26	23
Chicken & Rice	7 oz	234	48	20	17	15	13	12	11	26	23	21	18	17	15
Chicken Cacciatore	8 oz	579	32	48	41	36	32	29	28	64	58	53	45	41	36

FOOD ITEMS	SERVING SIZE	CALORIES	% FAT	MINUTES OF EXERCISE: ACTIVE-ACTIVE 100-119	120-139	140-159	160-179	180-199	200+	MODERATELY ACTIVE 100-119	120-139	140-159	160-179	180-199	200+
Combination Foods															
Beans & Frankfurters	1 cup	367	35	52	46	41	37	33	31	92	73	61	52	46	41
Beans & Ham	7 oz	260	32	37	33	29	26	24	22	65	52	43	37	33	29
Beef Goulash w/Noodles	5.2 oz	186	34	27	23	21	19	17	16	47	37	31	27	23	21
Beef Potpie, Homemade	8 oz	558	53	80	70	62	56	51	47	140	112	93	80	70	62
Beef Potpie, Commercial Frozen		443	48	63	55	49	44	40	37	111	89	74	63	55	49
Beef Stew, Potatoes, Carrots, Onions	7 oz	190	35	27	24	21	19	17	16	48	38	32	27	24	21
Beef Stew, Vegetables-Canned	8 oz	186	30	27	23	21	19	17	16	47	37	31	27	23	21
Beef Stew, Vegetables-Homemade		218	43	31	27	24	22	20	18	55	44	36	31	27	24
Burrito, Bean	1 average	350	41	50	44	39	35	32	29	88	70	58	50	44	39
Cabbage Rolls, Stuffed, Frozen	1 cup	193	37	28	24	21	19	18	16	48	39	32	28	24	21
Cheese Fondue		602	62	86	75	67	60	55	50	151	120	100	86	75	67
Chicken a la King		468	66	67	59	52	47	43	39	117	94	78	67	59	52
Chicken & Noodles		367	45	52	46	41	37	33	31	92	73	61	52	46	41
Chicken & Rice	7 oz	234	48	33	29	26	23	21	20	59	47	39	33	29	26
Chicken Cacciatore	8 oz	579	32	83	72	64	58	53	48	145	116	97	83	72	64

FOOD ITEMS	SERVING SIZE	CALORIES	% FAT	MINUTES OF EXERCISE											
				SUPER-ACTIVE						VERY-ACTIVE					
				100-119	120-139	140-159	160-179	180-199	200+	100-119	120-139	140-159	160-179	180-199	200+
Combination Foods (cont'd)															
Chicken Fricassee	7 oz	328	51	27	23	21	18	16	16	36	33	30	25	23	21
Chicken Parmigiana		308	43	26	22	19	17	15	15	34	31	28	24	22	19
Chicken Potpie, Homemade	1 cup	534	52	45	38	33	30	27	25	59	53	49	41	38	33
Chicken Potpie, Commercial/Frozen	1 cup	503	50	42	36	31	28	25	24	56	50	46	39	36	31
Chili Homemade	3½ oz	200	67	17	14	13	11	10	10	22	20	18	15	14	13
Chili, Canned	5 oz	203	73	17	15	13	11	10	10	23	20	18	16	15	13
Chili Con Carne w/Beans	3½ oz	133	41	11	10	8	7	7	6	15	13	12	10	10	8
Canned	5 oz	182	44	15	13	11	10	9	9	20	18	17	14	13	11
Chow Mein, Chicken, Homemade	1 cup	224	35	19	16	14	12	11	11	25	22	20	17	16	14
Chop Suey w/Meat, Homemade		300	51	25	21	19	17	15	14	33	30	27	23	21	19
Chop Suey w/Meat, Canned		223	25	19	16	14	12	11	11	25	22	20	17	16	14
Egg Roll, Plain	3½ oz	294	39	25	21	18	16	15	14	33	29	27	23	21	18
Enchirito	8 oz	373	42	31	27	23	21	19	18	41	37	34	29	27	23
Fritter, Clam	3½ oz	311	43	26	22	19	17	16	15	35	31	28	24	22	19
Fritter, Corn	2 oz	223	51	19	16	14	12	11	11	25	22	20	17	16	14

FOOD ITEMS	SERVING SIZE	CALORIES	% FAT	MINUTES OF EXERCISE: ACTIVE-ACTIVE 100-119	120-139	140-159	160-179	180-199	200+	MODERATELY ACTIVE 100-119	120-139	140-159	160-179	180-199	200+
Combination Foods (cont'd)															
Chicken Fricassee	7 oz	328	51	47	41	36	33	30	27	82	66	55	47	41	36
Chicken Parmigiana		308	43	44	39	34	31	28	26	77	62	51	44	39	34
Chicken Potpie, Homemade	1 cup	534	52	76	67	59	53	49	45	134	107	89	76	67	59
Chicken Potpie, Commercial/Frozen	1 cup	503	50	72	63	56	50	46	42	126	101	84	72	63	56
Chili, Homemade	3½ oz	200	67	29	25	22	20	18	17	50	40	33	29	25	22
Chili, Canned	5 oz	203	73	29	25	23	20	18	17	51	41	34	29	25	23
Chili Con Carne w/Beans	3½ oz	133	41	19	17	15	13	12	11	33	27	22	19	17	15
Canned	5 oz	182	44	26	23	20	18	17	15	46	36	30	26	23	20
Chow Mein, Chicken, Homemade	1 cup	224	35	32	28	25	22	20	19	56	46	37	32	28	25
Chop Suey w/Meat, Homemade		300	51	43	38	33	30	27	25	75	60	50	43	38	33
Chop Suey w/Meat, Canned		223	25	32	28	25	22	20	19	56	45	37	32	28	25
Egg Roll, Plain	3½ oz	294	39	42	37	33	29	27	25	74	59	49	42	37	33
Enchirito	8 oz	373	42	53	47	41	37	34	31	93	75	62	53	47	41
Fritter, Clam	3½ oz	311	43	44	39	35	31	28	26	78	62	52	44	39	35
Fritter, Corn	2 oz	223	51	32	28	25	22	20	19	56	45	37	32	28	25

				MINUTES OF EXERCISE											
				SUPER-ACTIVE						VERY-ACTIVE					
FOOD ITEMS	SERVING SIZE	CALO-RIES	% FAT	100-119	120-139	140-159	160-179	180-199	200+	100-119	120-139	140-159	160-179	180-199	200+
Combination Foods (cont'd)															
Fritter, Pork	3½ oz	300	81	25	21	19	17	15	14	33	30	27	23	21	19
Hamburger Helper	½ cup	360	42	30	26	23	20	18	17	40	36	33	28	26	23
Ham Croquette	1 piece	163	55	14	12	10	9	8	8	18	16	15	13	12	10
Ham & Lima Bean Casserole	10 oz	476	36	40	34	30	26	24	23	53	48	43	37	34	30
Hash, Beef, Homemade	3½ oz	290	31	24	21	18	16	15	14	32	29	26	22	21	18
Hash, Corned Beef		199	61	17	14	12	11	10	9	22	20	18	15	14	12
Macaroni & Cheese	7 oz	430	46	36	31	27	24	22	20	48	43	39	33	31	27
Pepper, Stuffed w/Meat	1 average pepper	315	40	26	23	20	18	16	15	35	32	29	24	23	20
Pasta															
Cannelloni-Partenopea	2 pieces	381	55	32	27	24	21	19	18	42	38	35	29	27	24
Cappelletti-Panna	24 pieces	726	56	61	52	45	40	36	35	81	73	66	56	52	45
Lasagna-Partenopea	avg svg	1043	38	87	75	65	58	52	50	116	104	95	80	75	65
Lasagna-Verdi alla Bolognese		1034	46	86	74	65	57	52	49	115	103	94	80	74	65
Mannicotti-Meat/Mozzerella	4 pieces	584	54	49	42	37	32	29	28	65	58	53	45	42	37
Pasta-al Dente	1 cup pasta	210	5	18	15	13	12	11	10	23	21	19	16	15	13

FOOD ITEMS	SERVING SIZE	CALORIES	% FAT	MINUTES OF EXERCISE: ACTIVE-ACTIVE 100-119	120-139	140-159	160-179	180-199	200+	MODERATELY ACTIVE 100-119	120-139	140-159	160-179	180-199	200+
Combination Foods (cont'd)															
Fritter, Pork	3½ oz	300	81	43	38	33	30	27	25	75	60	50	43	38	33
Hamburger Helper	½ cup	360	42	51	45	40	36	33	30	90	72	60	51	45	40
Ham Croquette	1 piece	163	55	23	20	18	16	15	14	41	33	27	23	20	18
Ham & Lima Bean Casserole	10 oz	476	36	68	60	53	48	43	40	119	95	79	68	60	53
Hash, Beef, Homemade	3½ oz	290	31	41	36	32	29	26	24	73	58	48	41	36	32
Hash, Corned Beef		199	61	28	25	22	20	18	17	50	40	33	28	25	22
Macaroni & Cheese	7 oz	430	46	61	54	48	43	39	36	108	86	72	61	54	48
Pepper, Stuffed w/Meat	1 average pepper	315	40	45	39	35	32	29	26	79	63	53	45	39	35
Pasta															
Cannelloni-Partenopea	2 pieces	381	55	54	48	42	38	35	32	95	76	64	54	48	42
Cappelletti-Panna	24 pieces	726	56	104	91	81	73	66	61	182	145	121	104	91	81
Lasagna-Partenopea	avg svg	1043	38	149	130	116	104	95	87	261	209	174	149	130	116
Lasagna-Verdi alla Bolognese		1034	46	148	129	115	103	94	86	259	207	172	148	129	115
Mannicotti-Meat/Mozzarella	4 pieces	584	54	83	73	65	58	53	49	146	117	97	83	73	65
Pasta-al Dente	1 cup pasta	210	5	30	26	23	21	19	18	53	42	35	30	26	23

FOOD ITEMS	SERVING SIZE	CALORIES	% FAT	MINUTES OF EXERCISE: SUPER-ACTIVE 100-119	120-139	140-159	160-179	180-199	200+	VERY-ACTIVE 100-119	120-139	140-159	160-179	180-199	200+
Combination Foods (cont'd)															
Pasta-al Dente															
Al Burro	1 cup pasta	325	35	27	23	20	18	16	15	36	33	30	25	23	20
Al Pesto		360	36	30	26	23	20	18	17	40	36	33	28	26	23
Bolognese		352	35	29	25	22	20	18	17	39	35	32	27	25	22
Cheese/Parsley/Oil		640	41	53	46	40	36	32	30	71	64	58	49	46	40
Clam Sauce-White		354	32	30	25	22	20	18	17	39	35	32	27	25	22
Marinara		292	30	24	21	18	16	15	14	32	29	27	22	21	18
Romana		370	31	31	26	23	21	19	18	41	37	34	28	26	23
Sausage/Cream Sauce		421	48	35	30	26	23	21	20	47	42	38	32	30	26
Tomato/Meatballs (2)		493	35	41	35	31	27	25	23	55	49	45	38	35	31
Ravioli-Bolognese	6 pieces	361	31	30	26	23	20	18	17	40	36	33	28	26	23
Ricotta/Meat Sauce		351	34	29	25	22	20	18	17	39	35	32	27	25	22
Timbale-Chicken/Sauce	¼ of pie	1109	36	92	79	69	62	55	53	123	111	101	85	79	69
Tortellini-Veal/Cream Sauce	22 pieces	715	56	60	51	45	40	36	34	79	72	65	55	51	45
Pizza-Plain	1/10 of 13″ pie	269	38	22	19	17	15	13	13	30	27	24	21	19	17

FOOD ITEMS	SERVING SIZE	CALORIES	% FAT	MINUTES OF EXERCISE: ACTIVE-ACTIVE 100-119	120-139	140-159	160-179	180-199	200+	MODERATELY ACTIVE 100-119	120-139	140-159	160-179	180-199	200+
Combination Foods (cont'd)															
Pasta-al Dente															
Al Burro	1 cup pasta	325	35	46	41	36	33	30	27	81	65	54	46	41	36
Al Pesto		360	36	51	45	40	36	33	30	90	72	60	51	45	40
Bolognese		352	35	50	44	39	35	32	29	88	70	59	50	44	39
Cheese/Parsley/Oil		640	41	91	80	71	64	58	53	160	128	107	91	80	71
Clam Sauce-White		354	32	51	44	39	35	32	30	89	71	59	51	44	39
Marinara		292	30	42	37	32	29	27	24	73	58	49	42	37	32
Romana		370	31	53	46	41	37	34	31	93	74	62	53	46	41
Sausage/Cream Sauce		421	48	60	53	47	42	38	35	105	84	70	60	53	47
Tomato/Meatballs (2)		493	35	70	62	55	49	45	41	123	99	82	70	62	55
Ravioli-Bolognese	6 pieces	361	31	52	45	40	36	33	30	90	72	60	52	45	40
Ricotta/Meat Sauce		351	34	50	44	39	35	32	29	88	70	59	50	44	39
Timbale-Chicken/Sauce	¼ of pie	1109	36	158	139	123	111	101	92	277	222	185	158	139	123
Tortellini-Veal/Cream Sauce	22 pieces	715	56	102	89	79	72	65	60	179	143	119	102	89	79
Pizza-Plain	1/10 of 13" pie	269	38	38	34	30	27	24	22	67	54	45	38	34	30

FOOD ITEMS	SERVING SIZE	CALORIES	% FAT	MINUTES OF EXERCISE: SUPER-ACTIVE 100-119	120-139	140-159	160-179	180-199	200+	VERY-ACTIVE 100-119	120-139	140-159	160-179	180-199	200+
Combination Foods (cont'd)															
Pizza-w/Anchovies	1/10 of 13" pie	277	34	23	20	17	15	14	13	31	28	25	21	20	17
w/Green Peppers		272	32	23	19	17	15	14	13	30	27	25	21	19	17
w/Meatballs		307	42	26	22	19	17	15	15	34	31	28	24	22	19
w/Mushrooms		272	33	23	19	17	15	14	13	30	27	25	21	19	17
w/Onions		277	33	23	20	17	15	14	13	31	28	25	21	20	17
w/Onions/Green Peppers		275	33	23	20	17	15	14	13	31	28	25	21	20	17
w/Pepperoni		353	43	29	25	22	20	18	17	39	35	32	27	25	22
w/Sausage		350	43	29	25	22	19	18	17	39	35	32	27	25	22
w/Sausage/Green Peppers		352	43	29	25	22	20	18	17	39	35	32	27	25	22
Pizza Burger	1 average	236	35	20	17	15	13	12	11	26	24	21	18	17	15
Pork & Sauerkraut	6½ oz	244	52	20	17	15	14	12	12	27	24	22	19	17	15
Pork, Sweet & Sour, Homemade	7 oz	386	53	32	28	24	21	19	18	43	39	35	30	28	24
Souffle, Cheese, Homemade		327	71	27	23	20	18	16	16	36	33	30	25	23	20
Spanish Rice	1 cup	130	17	11	9	8	7	7	6	14	13	12	10	9	8
Taco	1 average	162	51	14	12	10	9	8	8	18	16	15	12	12	10

FOOD ITEMS	SERVING SIZE	CALO-RIES	% FAT	MINUTES OF EXERCISE: ACTIVE-ACTIVE 100-119	120-139	140-159	160-179	180-199	200+	MODERATELY ACTIVE 100-119	120-139	140-159	160-179	180-199	200+
Combination Foods (cont'd)															
Pizza-w/Anchovies	1/10 of 13" pie	277	34	40	35	31	28	25	23	69	55	46	40	35	31
w/Green Peppers		272	32	39	34	30	27	25	23	68	54	45	39	34	30
w/Meatballs		307	42	44	38	34	31	28	26	77	61	51	44	38	34
w/Mushrooms		272	33	39	34	30	27	25	23	68	54	45	39	34	30
w/Onions		277	33	40	35	31	28	25	23	69	55	46	40	35	31
w/Onions/Green Peppers		275	33	39	34	31	28	25	23	69	55	46	39	34	31
w/Pepperoni		353	43	50	44	39	35	32	29	88	71	59	50	44	39
w/Sausage		350	43	50	44	39	35	32	29	88	70	58	50	44	39
w/Sausage/Green Peppers		352	43	50	44	39	35	32	29	88	70	59	50	44	39
Pizza Burger	1 average	236	35	34	30	26	24	21	20	59	47	39	34	30	26
Pork & Sauerkraut	6½ oz	244	52	35	31	27	24	22	20	61	49	41	35	31	27
Pork, Sweet & Sour, Homemade	7 oz	386	53	55	48	43	39	35	32	97	77	64	55	48	43
Souffle, Cheese, Homemade		327	71	47	41	36	33	30	27	82	65	55	47	41	36
Spanish Rice	1 cup	130	17	19	16	14	13	12	11	33	26	22	19	16	14
Taco	1 average	162	51	23	20	18	16	15	14	41	32	27	23	20	18

FOOD ITEMS	SERVING SIZE	CALORIES	% FAT	MINUTES OF EXERCISE: SUPER-ACTIVE 100-119	120-139	140-159	160-179	180-199	200+	VERY-ACTIVE 100-119	120-139	140-159	160-179	180-199	200+
Combination Foods (cont'd)															
Tamales, Canned	2 average	217	46	18	16	14	12	11	10	24	22	20	17	16	14
Tuna Helper	½ cup	140	27	12	10	9	8	7	7	16	14	13	11	10	9
Tuna Noodle Casserole	7 oz	280	38	23	20	18	16	14	13	31	28	25	22	20	18
Turkey a la King		212	31	18	15	13	12	11	10	24	21	19	16	15	13
Turkey, Creamed w/Toast		379	31	32	27	24	21	19	18	42	38	34	29	27	24
Turkey Potpie, Homemade	8 oz	538	51	45	38	34	30	27	26	60	54	49	41	38	34
Turkey Potpie, Commercial		417	49	35	30	26	23	21	10	46	42	38	32	30	26
Veal Scallopini	4 oz	199	51	17	14	12	11	10	9	22	20	18	15	14	12
Veal Stew w/Vegetables	1 cup	242	58	20	17	15	13	12	12	27	24	22	19	17	15
Welsh Rarebit		415	69	35	30	26	23	21	20	46	42	38	32	30	26

				MINUTES OF EXERCISE											
				ACTIVE-ACTIVE						MODERATELY ACTIVE					
FOOD ITEMS	SERVING SIZE	CALORIES	% FAT	100-119	120-139	140-159	160-179	180-199	200+	100-119	120-139	140-159	160-179	180-199	200+
Combination Foods (cont'd)															
Tamales, Canned	2 average	217	46	31	27	24	22	20	18	54	43	36	31	27	24
Tuna Helper	½ cup	140	27	20	18	16	14	13	12	35	28	23	20	18	16
Tuna Noodle Casserole	7 oz	280	38	40	35	31	28	25	23	70	56	47	40	35	31
Turkey a la King		212	31	30	27	24	21	19	18	53	42	35	30	27	24
Turkey, Creamed w/Toast		379	31	54	47	42	38	34	32	95	76	63	54	47	42
Turkey Potpie, Homemade	8 oz	538	51	77	67	60	54	49	45	135	108	90	77	67	60
Turkey Potpie, Commercial		417	49	60	52	46	42	38	35	104	83	70	60	52	46
Veal Scallopini	4 oz	199	51	28	25	22	20	18	17	50	40	33	28	25	22
Veal Stew w/Vegetables	1 cup	242	58	35	30	27	24	22	20	61	48	40	35	30	27
Welsh Rarebit		415	69	59	52	46	42	38	35	104	83	69	59	52	46

FOOD ITEMS	SERVING SIZE	CALORIES	% FAT	MINUTES OF EXERCISE: SUPER-ACTIVE 100-119	120-139	140-159	160-179	180-199	200 +	VERY-ACTIVE 100-119	120-139	140-159	160-179	180-199	200 +
Fish and Shellfish															
Bass, Black-Baked	7 oz/1 piece	531	61	44	38	33	30	27	25	59	53	48	41	38	33
Bass, Striped-Ovenfried		392	39	33	28	25	22	20	19	44	39	36	30	28	25
Bluefish-Baked/Broiled	1 fillet	246	29	21	18	15	14	12	12	27	25	22	19	18	15
Bluefish-Fried		400	43	33	29	25	22	20	19	44	40	36	31	29	25
Clams-Cherrystones	8 clams	112	14	9	8	7	6	6	5	12	11	10	9	8	7
Clams-Littlenecks	15 clams	168	14	14	12	11	9	8	8	19	17	15	13	12	11
Clam Fritters	1 fritter	124	43	10	9	8	7	6	6	14	12	11	10	9	8
Cod-Broiled w/Butter	1 steak	352	28	29	25	22	20	18	17	39	35	32	27	25	22
Crab-Cooked/Packed	1 cup	195	21	16	14	12	11	10	9	22	20	18	15	14	12
Crab, Deviled		451	48	38	32	28	25	23	21	50	45	41	35	32	28
Crab, Imperial		323	47	27	23	20	18	16	15	36	32	29	25	23	20
Fish Cake	1 cake	103	42	9	7	6	6	5	5	11	10	9	8	7	6
Fish Loaf	1 slice	186	27	16	13	12	10	9	9	21	19	17	14	13	12
Fish Sticks	4 sticks	200	46	17	14	13	11	10	10	22	20	18	15	14	13
Flounder, Baked	3-3½ oz/ 1 fillet	202	37	17	14	13	11	10	10	22	20	18	16	14	13

FOOD ITEMS	SERVING SIZE	CALORIES	% FAT	MINUTES OF EXERCISE: ACTIVE-ACTIVE 100-119	120-139	140-159	160-179	180-199	200+	MODERATELY ACTIVE 100-119	120-139	140-159	160-179	180-199	200+
Fish and Shellfish															
Bass, Black-Baked	7 oz/1 piece	531	61	76	66	59	53	48	44	133	106	89	76	66	59
Bass, Striped-Ovenfried		392	39	56	49	44	39	36	33	98	78	65	56	49	44
Bluefish-Baked/Broiled	1 fillet	246	29	35	31	27	25	22	21	62	49	41	35	31	27
Bluefish-Fried		400	43	57	50	44	40	36	33	100	80	67	57	50	44
Clams-Cherrystones	8 clams	112	14	16	14	12	11	10	9	28	22	19	16	14	12
Clams-Littlenecks	15 clams	168	14	24	21	19	17	15	14	42	34	28	24	21	19
Clam Fritters	1 fritter	124	43	18	16	14	12	11	10	31	25	21	18	16	14
Cod-Broiled w/Butter	1 steak	352	28	50	44	39	35	32	29	88	70	59	50	44	39
Crab-Cooked/Packed	1 cup	195	24	28	24	22	20	18	16	49	39	33	28	24	22
Crab, Deviled		451	48	64	56	50	45	41	38	113	90	75	64	56	50
Crab, Imperial		323	47	46	40	36	32	29	27	81	65	54	46	40	36
Fish Cake	1 cake	103	42	15	13	11	10	9	9	26	21	17	15	13	11
Fish Loaf	1 slice	186	27	27	23	21	19	17	16	47	37	31	27	23	21
Fish Sticks	4 sticks	200	46	29	25	22	20	18	17	50	40	33	29	25	22
Flounder, Baked	3-3½ oz/ 1 fillet	202	37	29	25	22	20	18	17	51	40	34	29	25	22

FOOD ITEMS	SERVING SIZE	CALORIES	% FAT	MINUTES OF EXERCISE SUPER-ACTIVE 100-119	120-139	140-159	160-179	180-199	200+	VERY-ACTIVE 100-119	120-139	140-159	160-179	180-199	200+
Fish and Shellfish (cont'd)															
Flounder, Fried	3-3½ oz/1 fillet	250	39	21	18	16	14	13	12	28	25	23	19	18	16
Haddock, Fried		141	35	12	10	9	8	7	7	16	14	13	11	10	9
Halibut, Baked/Broiled		144	37	12	10	9	8	7	7	16	14	13	11	10	9
Lobster, Boiled	1 lb	431	14	36	31	27	24	22	21	48	43	39	33	31	27
Lobster Newburg	1 cup	485	49	40	35	30	27	24	23	54	49	44	37	35	30
Lobster Tail, South African	2-2 oz	130	18	11	9	8	7	7	6	14	13	12	10	9	8
Lobster Thermido'	1 lb	660	59	55	47	41	37	33	31	73	66	60	51	47	41
Mackerel	1 fillet	300	62	25	21	19	17	15	14	33	30	27	23	21	19
Mahi-Mahi a la Ping		318	53	27	23	20	18	16	15	35	32	29	24	23	20
Ocean Perch, Fried		281	53	23	20	18	16	14	13	31	28	26	22	20	18
Oyster, 4-6 Medium	1 cup	218	25	18	16	14	12	11	10	24	22	20	17	16	14
Oyster, Fried	4 oysters	108	52	9	8	7	6	5	5	12	11	10	8	8	7
Oyster Rockefeller	3 lg oysters	300	45	25	21	19	17	15	14	33	30	27	23	21	19
Oyster Stew	1 cup	233	30	19	17	15	13	12	11	26	23	21	18	17	15
Pollack, Creamed		320	41	27	23	20	18	16	15	36	32	29	25	23	20

FOOD ITEMS	SERVING SIZE	CALORIES	% FAT	MINUTES OF EXERCISE — ACTIVE-ACTIVE 100-119	120-139	140-159	160-179	180-199	200+	MODERATELY ACTIVE 100-119	120-139	140-159	160-179	180-199	200+
Fish and Shellfish (cont'd)															
Flounder, Fried	3-3½ oz/1 fillet	250	39	36	31	28	25	23	21	63	50	42	36	31	28
Haddock, Fried		141	35	20	18	16	14	13	12	35	28	24	20	18	16
Halibut, Baked/Broiled		144	37	21	18	16	14	13	12	36	29	24	21	18	16
Lobster, Boiled	1 lb	431	14	62	54	48	43	39	36	108	86	72	62	54	48
Lobster Newburg	1 cup	485	49	69	61	54	49	44	40	121	97	81	69	61	54
Lobster Tail, South African	2-2 oz	130	18	19	16	14	13	12	11	33	26	22	19	16	14
Lobster Thermidor	1 lb	660	59	94	83	73	66	60	55	165	132	110	94	83	73
Mackerel	1 fillet	300	62	43	38	33	30	27	25	75	60	50	43	38	33
Mahi-Mahi a la Ping		318	53	45	40	35	32	29	27	80	64	53	45	40	35
Ocean Perch, Fried		281	53	40	35	31	28	26	23	70	56	47	40	35	31
Oyster, 4-6 Medium	1 cup	218	25	31	27	24	22	20	18	55	44	36	31	27	24
Oyster, Fried	4 oysters	108	52	15	14	12	11	10	9	27	22	18	15	14	12
Oyster Rockefeller	3 lg oysters	300	45	43	38	33	30	27	25	75	60	50	43	38	33
Oyster Stew	1 cup	233	30	33	29	26	23	21	19	58	47	39	33	29	26
Pollack, Creamed		320	41	46	40	36	32	29	27	80	64	53	46	40	36

FOOD ITEMS	SERVING SIZE	CALORIES	% FAT	MINUTES OF EXERCISE: SUPER-ACTIVE 100-119	120-139	140-159	160-179	180-199	200+	VERY-ACTIVE 100-119	120-139	140-159	160-179	180-199	200+
Fish and Shellfish (cont'd)															
Salmon-Atlantic	7¾ oz can	447	54	37	32	28	25	22	21	50	45	41	34	32	28
Chinook		462	60	39	33	29	26	23	22	51	46	42	36	33	29
Chum		306	34	26	22	19	17	15	15	34	31	28	24	22	19
Coho		337	48	28	24	21	19	17	16	37	34	31	26	24	21
Pink		310	38	26	22	19	17	16	15	34	31	28	24	22	19
Sockeye		376	49	31	27	24	21	19	17	42	38	34	29	27	24
Salmon, Broiled/Baked	1 lb fillet	826	37	69	59	52	46	41	39	92	83	75	64	59	52
Salmon Rice Loaf	1 piece	212	33	18	15	13	12	11	10	24	21	19	16	15	13
Salmon, Smoked	1 lb	798	48	67	57	50	44	40	38	89	80	73	61	57	50
Scallops, Breaded/Broiled	7 large	413	49	34	30	26	23	21	20	46	41	38	32	30	26
Scallops, Steamed		224	11	19	16	14	12	11	11	25	22	20	17	16	14
Shad, Baked	12⅞ oz fillet	734	51	61	52	46	41	37	35	82	73	67	56	52	46
Shrimp, Fried	¼ lb	255	43	21	18	16	14	13	12	28	26	23	20	18	16
Snapper, Baked	3 oz	200	36	17	14	13	11	10	10	22	20	18	15	14	13
Sole, Amandine		254	40	21	18	16	14	13	12	28	25	23	20	18	16

FOOD ITEMS	SERVING SIZE	CALORIES	% FAT	MINUTES OF EXERCISE: ACTIVE-ACTIVE 100-119	120-139	140-159	160-179	180-199	200+	MODERATELY ACTIVE 100-119	120-139	140-159	160-179	180-199	200+
Fish and Shellfish (cont'd)															
Salmon-Atlantic	7¾ oz can	447	54	64	56	50	45	41	37	112	89	75	64	56	50
Chinook		462	60	66	58	51	46	42	39	116	92	77	66	58	51
Chum		306	34	44	38	34	31	28	26	77	61	51	44	38	34
Coho		337	48	48	42	37	34	31	28	84	67	56	48	42	37
Pink		310	38	44	39	34	31	28	26	78	62	52	44	39	34
Sockeye		376	49	54	47	42	38	34	31	94	75	63	54	47	42
Salmon, Broiled/Baked	1 lb fillet	826	37	118	103	92	83	75	69	207	165	138	118	103	92
Salmon Rice Loaf	1 piece	212	33	30	27	24	21	19	18	53	42	35	30	27	24
Salmon, Smoked	1 lb	798	48	114	100	89	80	73	67	200	160	133	114	100	89
Scallops, Breaded/Broiled	7 large	413	49	59	52	46	41	38	34	103	83	69	59	52	46
Scallops, Steamed		224	11	32	28	25	22	20	19	56	45	37	32	28	25
Shad, Baked	12⅞ oz fillet	734	51	105	92	82	73	67	61	184	147	122	105	92	82
Shrimp, Fried	¼ lb	255	43	36	32	28	26	23	21	64	51	43	36	32	28
Snapper, Baked	3 oz	200	36	29	25	22	20	18	17	50	40	33	29	25	22
Sole, Amandine		254	40	36	32	28	25	23	21	64	51	42	36	32	28

FOOD ITEMS	SERVING SIZE	CALORIES	% FAT	MINUTES OF EXERCISE: SUPER-ACTIVE 100-119	120-139	140-159	160-179	180-199	200+	VERY-ACTIVE 100-119	120-139	140-159	160-179	180-199	200+
Fish and Shellfish (cont'd)															
Sole, Baked/Broiled	3 oz	171	9	14	12	11	10	9	8	19	17	16	13	12	11
Sole, Fried		222	36	19	16	14	12	11	11	25	22	20	17	16	14
Sturgeon, Steamed	½ lb	363	32	30	26	23	20	18	17	40	36	33	28	26	23
Sturgeon, Smoked		338	11	28	24	21	19	17	16	38	34	31	26	24	21
Swordfish, Broiled		371	31	31	27	23	21	19	18	41	37	34	29	27	23
Trout, Fresh, Whole	1 lb	224	53	19	16	14	12	11	11	25	22	20	17	16	14
Tuna, Packed in Oil	6½ oz can	530	59	44	38	33	29	27	25	59	53	48	41	38	33
Weakfish, Baked/Broiled	½ lb	472	49	39	34	30	26	24	22	52	47	43	36	34	30
Whitefish, Baked		488	59	41	35	31	27	24	23	54	49	44	38	35	31

				MINUTES OF EXERCISE											
				ACTIVE-ACTIVE						MODERATELY ACTIVE					
FOOD ITEMS	SERVING SIZE	CALORIES	% FAT	100-119	120-139	140-159	160-179	180-199	200 +	100-119	120-139	140-159	160-179	180-199	200 +
Fish and Shellfish (cont'd)															
Sole, Baked/Broiled	3 oz	171	9	24	21	19	17	16	14	43	34	29	24	21	19
Sole, Fried		222	36	32	28	25	22	20	19	56	44	37	32	28	25
Sturgeon, Steamed	½ lb	363	32	52	45	40	36	33	30	91	73	61	52	45	40
Sturgeon, Smoked		338	11	48	42	38	34	31	28	85	68	56	48	42	38
Swordfish, Broiled		371	31	53	46	41	37	34	31	93	74	62	53	46	41
Trout, Fresh, Whole	1 lb	224	53	32	28	25	22	20	19	56	45	37	32	28	25
Tuna, Packed in Oil	6½ oz can	530	59	76	66	59	53	48	44	133	106	88	76	66	59
Weakfish, Baked/Broiled	½ lb	472	49	67	59	52	47	43	39	118	94	79	67	59	52
Whitefish, Baked		488	59	70	61	54	49	44	41	122	98	81	70	61	54

FOOD ITEMS	SERVING SIZE	CALORIES	% FAT	MINUTES OF EXERCISE: SUPER-ACTIVE 100-119	120-139	140-159	160-179	180-199	200+	VERY-ACTIVE 100-119	120-139	140-159	160-179	180-199	200+
Meats: Beef Cooked, Choice Grade															
Boneless Chuck-Stew w/Fat	1 cup	458	66	38	33	29	25	23	22	51	46	42	35	33	29
Lean, w/o Fat		300	40	25	21	19	17	15	14	33	30	27	23	21	19
Chuck Blade Cuts w/Fat	3 oz	363	46	30	27	23	20	18	17	40	36	33	28	26	23
Lean, w/o Fat		212	31	18	15	13	12	11	10	24	21	19	16	15	13
Ground w/Fat	¼ lb	363	66	30	26	23	20	18	17	40	36	33	28	26	23
Lean, w/o Fat		274	47	23	20	17	15	14	13	30	27	25	21	20	17
Flank Steak	3 oz	167	30	14	12	10	9	8	8	19	17	15	13	12	10
Loin/Short Loin*															
Club Steak w/Fat	9.8 oz	1262	80	105	90	79	70	63	60	140	126	115	97	90	79
Porterhouse Steak w/Fat	10.6 oz	1400	82	117	110	88	78	70	67	156	140	127	108	100	88
T-Bone Steak w/Fat	10.4 oz	1395	82	116	100	87	78	70	66	155	140	127	107	100	87
Loin End or Sirloin w/Fat	3 oz	414	77	35	30	26	23	21	20	46	41	38	32	30	26
Plate w/Bone w/Fat	9.3 oz	1140	78	95	81	71	63	57	54	127	114	104	88	81	71
Rib Roast w/Fat	3 oz	374	80	31	27	23	21	19	18	42	37	34	29	27	23
with Bone w/Fat	10¾ oz	1342	80	112	96	84	75	67	64	149	134	122	103	96	84

*Yield from 1 lb. Raw Beef w/Bone

FOOD ITEMS	SERVING SIZE	CALORIES	% FAT	MINUTES OF EXERCISE: ACTIVE-ACTIVE 100-119	120-139	140-159	160-179	180-199	200+	MODERATELY ACTIVE 100-119	120-139	140-159	160-179	180-199	200+
Meats: Beef Cooked, Choice Grade															
Boneless Chuck-Stew w/Fat	1 cup	458	66	65	57	51	46	42	38	115	92	76	65	57	51
Lean, w/o Fat		300	40	43	38	33	30	27	25	75	60	50	43	38	33
Chuck Blade Cuts w/Fat	3 oz	363	46	52	45	40	36	33	30	91	73	61	52	45	40
Lean, w/o Fat		212	31	30	27	24	21	19	18	53	42	35	30	27	24
Ground w/Fat	¼ lb	363	66	52	45	40	36	33	30	91	73	61	52	45	40
Lean, w/o Fat		274	47	39	34	30	27	25	23	69	55	46	39	34	30
Flank Steak	3 oz	167	30	24	21	19	17	15	14	42	33	28	24	21	19
Loin/Short Loin*															
Club Steak w/Fat	9.8 oz	1262	80	180	158	140	126	115	105	316	252	210	180	158	140
Porterhouse Steak w/Fat	10.6 oz	1400	82	200	175	156	140	127	117	350	280	233	200	175	156
T-Bone Steak w/Fat	10.4 oz	1395	82	199	174	155	140	127	116	349	279	233	199	174	155
Loin End or Sirloin w/Fat	3 oz	414	77	59	52	46	41	38	35	104	83	69	59	52	46
Plate w/Bone w/Fat	9.3 oz	1140	78	163	143	127	114	104	95	285	228	190	163	143	127
Rib Roast w/Fat	3 oz	374	80	53	47	42	37	34	31	94	75	62	53	47	42
with Bone w/Fat	10¾ oz	1342	80	192	168	149	134	122	112	336	268	224	192	168	149

*Yield from 1 lb. Raw Beef w/Bone

FOOD ITEMS	SERVING SIZE	CALORIES	% FAT	MINUTES OF EXERCISE: SUPER-ACTIVE 100-119	120-139	140-159	160-179	180-199	200+	VERY-ACTIVE 100-119	120-139	140-159	160-179	180-199	200+
Meats: Beef (cont'd)															
Round Steak w/Fat	3 oz	222	53	19	16	14	12	11	11	25	22	20	17	16	14
Rump Roast w/Fat	3 oz	295	66	25	21	18	16	15	14	33	30	27	23	21	18
Lean, w/o Fat		177	34	15	13	11	10	9	8	20	18	16	14	13	11
Miscellaneous Unidentifiable By Cuts															
Beef Burgundy	3½ oz	104	45	9	7	7	6	5	5	12	10	9	8	7	7
Beef Potpie	⅓ of 9" pie	517	52	43	37	32	29	26	25	57	52	47	40	37	32
Beef Stew/Vegetable	1 cup	218	45	18	16	14	12	11	10	24	22	20	17	16	14
Chipped Beef, Creamed	½ cup	209	56	17	15	13	12	10	10	23	21	19	16	15	13
Corned Beef Cooked	3 slices	372	74	31	27	23	21	19	18	41	37	34	29	27	23
Corned Beef Canned		184	56	15	13	12	10	9	9	20	18	17	14	13	12
Corned Beef and Hash	1 cup	398	72	33	28	25	22	20	19	44	40	36	31	28	25
Ground Beef 21% Fat	1 patty/ 2.9 oz	235	22	20	17	15	13	12	11	26	24	21	18	17	15
Steak, Chicken Fried	3½ oz	389	76	32	28	24	22	19	19	43	39	35	39	28	24
Steak, Teriyaki		453	80	38	32	28	25	23	22	50	45	41	35	32	28

FOOD ITEMS	SERVING SIZE	CALORIES	% FAT	MINUTES OF EXERCISE: ACTIVE-ACTIVE 100-119	120-139	140-159	160-179	180-199	200+	MODERATELY ACTIVE 100-119	120-139	140-159	160-179	180-199	200+
Meats: Beef (cont'd)															
Round Steak w/Fat	3 oz	222	53	32	28	25	22	20	19	56	44	37	32	28	25
Rump Roast w/Fat	3 oz	295	66	42	37	33	30	27	25	74	59	49	42	37	33
Lean, w/o Fat		177	34	25	22	20	18	16	15	44	35	30	25	22	20
Miscellaneous Unidentifiable By Cuts															
Beef Burgundy	3½ oz	104	45	15	13	12	10	9	9	26	21	17	15	13	12
Beef Potpie	⅓ of 9" pie	517	52	74	65	57	52	47	43	129	103	86	74	65	57
Beef Stew/Vegetable	1 cup	218	45	31	27	24	22	20	18	55	44	36	31	27	24
Chipped Beef, Creamed	½ cup	209	56	30	26	23	21	19	17	52	42	35	30	26	23
Corned Beef Cooked	3 slices	372	74	53	47	41	37	34	31	93	74	62	53	47	41
Corned Beef Canned		184	56	26	23	20	18	17	15	46	37	31	26	23	20
Corned Beef and Hash	1 cup	398	72	57	50	44	40	36	33	100	80	66	57	50	44
Ground Beef 21% Fat	1 patty/														
	2.9 oz	235	22	34	29	26	24	21	20	59	47	39	34	29	26
Steak, Chicken Fried	3½ oz	389	76	56	49	43	39	35	32	97	78	65	56	49	43
Steak, Teriyaki		453	80	65	57	50	45	41	38	113	91	76	65	57	50

FOOD ITEMS	SERVING SIZE	CALORIES	% FAT	MINUTES OF EXERCISE: SUPER-ACTIVE 100-119	120-139	140-159	160-179	180-199	200+	VERY-ACTIVE 100-119	120-139	140-159	160-179	180-199	200+
Meats: Chicken Cooked															
All Classes, Roasted															
Dark Meat w/o Skin	3½ oz	176	43	15	13	11	10	9	8	20	18	16	14	13	11
Light Meat w/o Skin		166	23	14	12	10	9	8	8	18	17	15	13	12	10
Broiler, w/o Skin, Broiled		136	35	11	10	9	8	7	6	15	14	12	10	10	9
Broiler, w/o Bone, Fried	¼ bird	232	50	19	17	15	13	12	11	26	23	21	18	17	15
Fryer-Fried															
Back	1 piece	173	56	14	12	11	10	9	8	19	17	16	13	12	11
Breast	½ breast	232	36	19	17	15	13	12	11	26	23	21	18	17	15
Dark Meat w/Skin	3½ oz	263	53	22	19	16	15	13	13	29	26	24	20	19	16
Drumstick		126	50	11	9	8	7	6	6	14	13	11	10	9	8
Light Meat w/Skin		234	44	20	17	15	13	12	11	26	23	21	18	17	15
Neck	1 piece	144	64	12	10	9	8	7	7	16	14	13	11	10	9
Rib	3½ oz	149	56	12	11	9	8	7	7	17	15	14	11	11	9
Thigh		118	52	10	8	7	7	6	6	13	12	11	9	8	7
Wing	2 pieces	108	62	9	8	7	6	5	5	12	11	10	8	8	7

				MINUTES OF EXERCISE											
				ACTIVE-ACTIVE						MODERATELY ACTIVE					
FOOD ITEMS	SERVING SIZE	CALO-RIES	% FAT	100-119	120-139	140-159	160-179	180-199	200+	100-119	120-139	140-159	160-179	180-199	200+
Meats: Chicken Cooked															
All Classes, Roasted															
Dark Meat w/o Skin	3½ oz	176	43	25	22	20	18	16	15	44	35	29	25	22	20
Light Meat w/o Skin		166	23	24	21	18	17	15	14	42	33	28	24	21	18
Broiler, w/o Skin, Broiled		136	35	19	17	15	14	12	11	34	27	23	19	17	15
Broiler, w/o Bone, Fried	¼ bird	232	50	33	29	26	23	21	19	58	46	39	33	29	26
Fryer-Fried															
Back	1 piece	173	56	25	22	19	17	16	14	43	35	29	25	22	19
Breast	½ breast	232	36	33	29	26	23	21	19	58	46	39	33	29	26
Dark Meat w/Skin	3½ oz	263	53	38	33	29	26	24	22	66	53	44	38	33	29
Drumstick		126	50	18	16	14	13	11	11	32	25	21	18	16	14
Light Meat w/Skin		234	44	33	29	26	23	21	20	59	47	39	33	29	26
Neck	1 piece	144	64	21	18	16	14	13	12	36	29	24	21	18	16
Rib	3½ oz	149	56	21	19	17	15	14	12	37	30	25	21	19	17
Thigh		118	52	17	15	13	12	11	10	30	24	20	17	15	13
Wing	2 pieces	108	62	15	14	12	11	10	9	27	22	18	15	14	12

				MINUTES OF EXERCISE											
				SUPER-ACTIVE						VERY-ACTIVE					
FOOD ITEMS	SERVING SIZE	CALO-RIES	% FAT	100-119	120-139	140-159	160-179	180-199	200+	100-119	120-139	140-159	160-179	180-199	200+
Meats: Chicken Cooked (cont'd)															
Hen/Cock Stewed															
Dark Meat w/o Skin	3½ oz	207	53	17	15	13	12	10	10	23	21	19	16	15	13
Light Meat w/o Skin		180	34	15	13	11	10	9	9	20	18	16	14	13	11
Whole Hen/Cock		369	60	31	26	23	21	18	18	41	37	34	28	26	23
Roaster-Roasted															
Dark Meat w/o Skin		184	44	15	13	12	10	9	9	20	18	17	14	13	12
Light Meat w/o Skin		182	24	15	13	11	10	9	9	20	18	17	14	13	11
Whole Roaster		290	54	24	21	18	16	15	14	32	29	26	22	21	18

FOOD ITEMS	SERVING SIZE	CALORIES	% FAT	MINUTES OF EXERCISE: ACTIVE-ACTIVE 100-119	120-139	140-159	160-179	180-199	200+	MODERATELY ACTIVE 100-119	120-139	140-159	160-179	180-199	200+
Meats: Chicken Cooked (cont'd)															
Hen/Cock Stewed															
Dark Meat w/o Skin	3½ oz	207	53	30	26	23	21	19	17	52	41	35	30	26	23
Light Meat w/o Skin		180	34	26	23	20	18	16	15	45	36	30	26	23	20
Whole Hen/Cock		369	60	53	46	41	37	34	31	92	74	62	53	46	41
Roaster-Roasted															
Dark Meat w/o Skin		184	44	26	23	20	18	17	15	46	37	31	26	23	20
Light Meat w/o Skin		182	24	26	23	20	18	17	15	46	36	30	26	23	20
Whole Roaster		290	54	41	36	32	29	26	24	73	58	48	41	36	32

FOOD ITEMS	SERVING SIZE	CALORIES	% FAT	MINUTES OF EXERCISE SUPER-ACTIVE 100-119	120-139	140-159	160-179	180-199	200+	VERY-ACTIVE 100-119	120-139	140-159	160-179	180-199	200+
Meats: Lamb Cooked															
Lamb Chops															
Arm Chop, Lean & Fat	2 chops	287	56	24	21	18	16	14	14	32	29	26	22	21	18
Lean Only		110	36	9	8	7	6	6	5	12	11	10	8	8	7
Blade Chop, Lean & Fat	1 chop	260	58	22	19	16	14	13	12	29	26	24	20	19	16
Lean Only		128	45	11	9	8	7	6	6	14	13	12	10	9	8
Loin Chop, Lean & Fat	2 chops	205	48	17	15	13	11	10	10	23	21	19	16	15	13
Lean Only		130	36	11	9	8	7	7	6	14	13	12	10	9	8
Rib Chop, Lean & Fat		238	63	20	17	15	13	12	11	26	24	22	18	17	15
Lean Only		102	38	9	7	6	6	5	5	11	10	9	8	7	6
Leg-Roasted Lean & Fat	3 oz	237	38	20	17	15	13	12	11	26	24	22	18	17	15
Lean Only		158	29	13	11	10	9	8	8	18	16	14	12	11	10

FOOD ITEMS	SERVING SIZE	CALORIES	% FAT	MINUTES OF EXERCISE: ACTIVE-ACTIVE 100-119	120-139	140-159	160-179	180-199	200+	MODERATELY ACTIVE 100-119	120-139	140-159	160-179	180-199	200+
Meats: Lamb Cooked															
Lamb Chops															
Arm Chop, Lean & Fat	2 chops	287	56	41	36	32	29	26	24	72	57	48	41	36	32
Lean Only		110	36	16	14	12	11	10	9	28	22	18	16	14	12
Blade Chop, Lean & Fat	1 chop	260	58	37	33	29	26	24	22	65	52	43	37	33	29
Lean Only		128	45	18	16	14	13	12	11	32	26	21	18	16	14
Loin Chop, Lean & Fat	2 chops	205	48	29	26	23	21	19	17	51	41	34	29	26	23
Lean Only		130	36	19	16	14	13	12	11	33	26	22	19	16	14
Rib Chop, Lean & Fat		238	63	34	30	26	24	22	20	60	48	40	34	30	26
Lean Only		102	38	15	13	11	10	9	9	26	20	17	15	13	11
Leg-Roasted Lean & Fat	3 oz	237	38	34	30	26	24	22	20	59	47	40	34	30	26
Lean Only		159	29	23	20	18	16	14	13	40	32	26	23	20	18

FOOD ITEMS	SERVING SIZE	CALORIES	% FAT	MINUTES OF EXERCISE SUPER-ACTIVE 100-119	120-139	140-159	160-179	180-199	200+	VERY-ACTIVE 100-119	120-139	140-159	160-179	180-199	200+
Meats: Pork Cooked															
Pork-Fresh Cooked															
Bacon-Broiled/Fried	4 slices	172	80	14	12	11	10	9	8	19	17	16	13	12	11
Canadian-Broiled/Fried		248	58	21	18	16	14	12	12	28	25	23	19	18	16
Boston Butt Lean w/Fat	3 oz	300	72	25	21	19	17	15	14	33	30	27	23	21	19
Lean w/o Fat		207	38	17	15	13	12	10	10	23	21	19	16	15	13
Ham-Fresh Lean w/Fat		318	54	27	23	20	18	16	15	35	32	29	24	23	20
Lean w/o Fat		184	26	15	13	12	10	9	9	20	18	17	14	13	12
Loin, Loin Chops Lean w/Fat		308	65	26	22	19	17	15	15	34	31	28	24	22	19
Lean w/o Fat		216	41	18	15	14	12	11	10	24	22	20	17	15	14
Picnic Lean w/Fat		318	68	27	23	20	18	16	15	35	32	29	24	23	20
Lean w/o Fat		180	30	15	13	11	10	9	9	20	18	16	14	13	11
Spareribs	3 ribs	123	80	10	9	8	7	6	6	14	12	11	9	9	8
Pork-Cured Country Style															
Boston Butt Lean w/Fat	3 oz	281	78	23	20	18	16	14	13	31	28	26	22	20	18
Lean w/o Fat		207	42	17	15	13	12	10	10	23	21	19	16	15	13

FOOD ITEMS	SERVING SIZE	CALORIES	% FAT	MINUTES OF EXERCISE: ACTIVE-ACTIVE 100-119	120-139	140-159	160-179	180-199	200+	MODERATELY ACTIVE 100-119	120-139	140-159	160-179	180-199	200+
Meats: Pork Cooked															
Pork-Fresh Cooked															
Bacon-Broiled/Fried	4 slices	172	80	25	22	19	17	16	14	43	34	29	25	22	19
Canadian-Broiled/Fried		248	58	35	31	28	25	23	21	62	50	41	35	31	28
Boston Butt Lean w/Fat	3 oz	300	72	43	38	33	30	27	25	75	60	50	43	38	33
Lean w/o Fat		207	38	30	26	23	21	19	17	52	41	35	30	26	23
Ham-Fresh Lean w/Fat		318	54	45	40	35	32	29	27	80	64	53	45	40	35
Lean w/o Fat		184	26	26	23	20	18	17	15	46	37	31	26	23	20
Loin, Loin Chops Lean w/Fat		308	65	44	39	34	31	28	26	77	62	51	44	39	34
Lean w/o Fat		216	41	31	27	24	22	20	18	54	43	36	31	27	24
Picnic Lean w/Fat		318	68	45	40	35	32	29	27	80	64	53	45	40	35
Lean w/o Fat		180	30	26	23	20	18	16	15	45	36	30	26	23	20
Spareribs	3 ribs	123	80	18	15	14	12	11	10	31	25	21	18	15	14
Pork-Cured Country Style															
Boston Butt Lean w/Fat	3 oz	281	78	40	35	31	28	26	23	70	56	47	40	35	31
Lean w/o Fat		207	42	30	26	23	21	19	17	52	41	35	30	26	23

FOOD ITEMS	SERVING SIZE	CALORIES	% FAT	MINUTES OF EXERCISE: SUPER-ACTIVE 100-119	120-139	140-159	160-179	180-199	200+	VERY-ACTIVE 100-119	120-139	140-159	160-179	180-199	200+
Meats: Pork Cooked (cont'd)															
Ham Lean w/Fat	3 oz	246	72	21	18	15	14	12	12	27	25	22	19	18	15
Lean w/o Fat		159	26	13	11	10	9	8	8	18	16	14	12	11	10
Picnic Lean w/Fat		275	78	23	20	17	15	14	13	31	28	25	21	20	17
Lean w/o Fat		179	42	15	13	11	10	9	9	20	18	16	14	13	11
Sausages, Cold Cuts, Luncheon Meats															
Blood Sausage	1 oz	112	81	9	8	7	6	6	5	12	11	10	9	8	7
Bockwurst	1 link	172	81	14	12	11	10	9	8	19	17	16	13	12	11
Bologna	1 oz	86	73	7	6	5	5	4	4	10	9	8	7	6	5
Braunschweiger		90	80	8	6	6	5	5	4	10	9	8	7	6	6
Browned N Serve Sausage		111	81	9	8	7	6	6	5	12	11	10	9	8	7
Capicola/Capacola		141	83	12	10	9	8	7	7	16	14	13	11	10	9
Cervlat		128	70	11	9	8	7	6	6	14	13	12	10	9	8
Country Style Sausage		100	78	8	7	6	6	5	5	11	10	9	8	7	6
Deviled Ham Canned	2¼ oz can	225	82	19	16	14	13	11	11	25	23	20	17	16	14
Frankfurter	1 frankfurter	134	82	11	10	8	7	7	6	15	13	12	10	10	8

FOOD ITEMS	SERVING SIZE	CALORIES	% FAT	MINUTES OF EXERCISE ACTIVE-ACTIVE 100-119	120-139	140-159	160-179	180-199	200+	MODERATELY ACTIVE 100-119	120-139	140-159	160-179	180-199	200+
Meats: Pork Cooked (cont'd)															
Ham Lean w/Fat	3 oz	246	72	35	31	27	25	22	21	62	49	41	35	31	27
Lean w/o Fat		159	26	23	20	18	16	14	13	40	32	27	23	20	18
Picnic Lean w/Fat		275	78	39	34	31	28	25	23	69	55	46	39	34	31
Lean w/o Fat		179	42	26	22	20	18	16	15	45	36	30	26	22	20
Sausages, Cold Cuts, Luncheon Meats															
Blood Sausage	1 oz	112	81	16	14	12	11	10	9	28	22	19	16	14	12
Bockwurst	1 link	172	81	25	22	19	17	16	14	43	34	29	25	22	19
Bologna	1 oz	86	73	12	11	10	9	8	7	22	17	14	12	11	10
Braunschweiger		90	80	13	11	10	9	8	8	23	18	15	13	11	10
Browned N Serve Sausage		111	81	16	14	12	11	10	9	28	22	19	16	14	12
Capicola/Capacola		141	83	20	18	16	14	13	12	35	28	24	20	18	16
Cervlat		128	70	18	16	14	13	12	11	32	26	21	18	16	14
Country Style Sausage		100	78	14	13	11	10	9	8	25	20	17	14	13	11
Deviled Ham Canned	2¼ oz can	225	82	32	28	25	23	20	19	56	45	38	32	28	25
Frankfurter	1 frankfurter	134	82	19	17	15	13	12	11	34	27	22	19	17	15

FOOD ITEMS	SERVING SIZE	CALORIES	% FAT	MINUTES OF EXERCISE SUPER-ACTIVE 100-119	120-139	140-159	160-179	180-199	200+	VERY-ACTIVE 100-119	120-139	140-159	160-179	180-199	200+
Meats: Sausage, Cold Cuts, Etc. (cont'd)															
Thuringer Cervlat	1 oz	87	80	7	6	5	5	4	4	10	9	8	7	6	5
Vienna, Canred	½ can, 2 oz	127	80	11	9	8	7	6	6	14	13	12	10	9	8
Turkey-All Classes, Roasted															
Dark Meat	3½ oz	203	37	17	15	13	11	10	10	23	20	18	16	15	13
Flesh Only		190	29	16	14	12	11	10	9	21	19	17	15	14	12
Flesh w/Skin		223	39	19	16	14	12	11	11	25	22	20	17	16	14
Light Meat		176	20	15	13	11	10	9	8	20	18	16	14	13	11
Skin Only		421	84	35	30	26	23	21	20	47	42	38	32	30	26
Whole Bird		263	56	22	19	16	15	13	13	29	26	24	20	19	16
Veal															
Breast, Stewed w/Gravy		341	65	28	24	21	19	17	16	38	34	31	26	24	21
Chuck, Braised		235	49	20	17	15	13	12	11	26	24	21	18	17	15
Cutlet, Breaded		319	42	27	23	20	18	16	15	35	32	29	25	23	20
Flank, Stewed		390	75	33	28	24	22	20	19	43	39	35	30	28	24
Foreshark, Stewed		216	43	18	15	14	12	11	10	24	22	20	17	15	14

				MINUTES OF EXERCISE											
				ACTIVE-ACTIVE						MODERATELY ACTIVE					
FOOD ITEMS	SERVING SIZE	CALO-RIES	% FAT	100-119	120-139	140-159	160-179	180-199	200+	100-119	120-139	140-159	160-179	180-199	200+
Meats: Sausage, Cold Cuts, Etc. (cont'd)															
Thuringer Cervlat	1 oz	87	80	12	11	10	9	8	7	22	17	15	12	11	10
Vienna, Canned	½ can, 2 oz	127	80	18	16	14	13	12	11	32	25	21	18	16	14
Turkey-All Classes, Roasted															
Dark Meat	3½ oz	203	37	29	25	23	20	18	17	51	41	34	29	25	23
Flesh Only		190	29	27	24	21	19	17	16	48	38	32	27	24	21
Flesh w/Skin		223	39	32	28	25	22	20	19	56	45	37	32	28	25
Light Meat		176	20	25	22	20	18	16	15	44	35	29	25	22	20
Skin Only		421	84	60	53	47	42	38	35	105	84	70	60	53	47
Whole Bird		263	56	38	33	29	26	24	22	66	53	44	38	33	29
Veal															
Breast, Stewed w/Gravy		341	65	49	43	38	34	31	28	85	68	57	49	43	38
Chuck, Braised		235	49	34	29	26	24	21	20	59	47	39	34	29	26
Cutlet, Breaded		319	42	46	40	35	32	29	27	80	64	53	46	40	35
Flank, Stewed		390	75	56	49	43	39	35	33	98	78	65	56	49	43
Foreshank, Stewed		216	43	31	27	24	22	20	18	54	43	36	31	27	24

FOOD ITEMS	SERVING SIZE	CALORIES	% FAT	SUPER-ACTIVE 100-119	120-139	140-159	160-179	180-199	200+	VERY-ACTIVE 100-119	120-139	140-159	160-179	180-199	200+
Meats: Veal Cooked (cont'd)															
Loin, Broiled	3½ oz	234	52	20	17	15	13	12	11	26	23	21	18	17	15
Loin Chop		421	77	35	30	26	23	21	20	47	42	38	32	30	26
Rib, Roasted		269	57	22	19	17	15	13	13	30	27	24	21	19	17
Rib Chop		318	63	27	23	20	18	16	15	35	32	29	24	23	20
Round/Rump, Broiled		222	46	19	16	14	12	11	11	25	22	20	17	16	14
Sirloin		274	63	23	20	17	15	14	13	30	27	25	21	20	17
Veal Scallopini		199	50	17	14	12	11	10	9	22	20	18	15	14	12

FOOD ITEMS	SERVING SIZE	CALORIES	% FAT	MINUTES OF EXERCISE											
				ACTIVE-ACTIVE						MODERATELY ACTIVE					
				100-119	120-139	140-159	160-179	180-199	200+	100-119	120-139	140-159	160-179	180-199	200+
Meats: Veal Cooked (cont'd)															
Loin, Broiled	3½ oz	234	52	33	29	26	23	21	20	59	47	39	33	29	26
Loin Chop		421	77	60	53	47	42	38	35	105	84	70	60	53	47
Rib, Roasted		269	57	38	34	30	27	24	22	67	54	45	38	34	30
Rib Chop		318	63	45	40	35	32	29	27	80	64	53	45	40	35
Round/Rump, Broiled		222	46	32	28	25	22	20	19	56	44	37	32	28	25
Sirloin		274	63	39	34	30	27	25	23	69	55	46	39	34	30
Veal Scallopini		199	50	28	25	22	20	18	17	50	40	33	28	25	22

FOOD ITEMS	SERVING SIZE	CALORIES	% FAT	MINUTES OF EXERCISE: SUPER-ACTIVE 100-119	120-139	140-159	160-179	180-199	200+	VERY-ACTIVE 100-119	120-139	140-159	160-179	180-199	200+
Other: Exotic Meats															
Alligator Raw	3½ oz	232	16	19	17	15	13	12	11	26	23	21	18	17	15
Armadillo Raw		172	28	14	12	11	10	9	8	19	17	16	13	12	11
Beaver, Roasted		248	50	21	18	16	14	12	12	28	25	23	19	18	16
Frog Legs, Fried	4 legs	418	62	35	30	26	23	21	20	46	42	38	32	30	26
Goat Raw	3½ oz	165	51	14	12	10	9	8	8	18	17	15	13	12	10
Guinea Pig Raw		96	15	8	7	6	5	5	5	11	10	9	7	7	6
Muskrat, Roasted		153	24	13	11	10	9	8	7	17	15	14	12	11	10
Opossum, Roasted		221	41	18	16	14	12	11	11	25	22	20	17	16	14
Rabbit, Baked		177	25	15	13	11	10	9	8	20	18	16	14	13	11
Rabbit, Stewed		216	42	18	15	14	12	11	10	24	22	20	17	15	14
Raccoon, Roasted		255	53	21	18	16	14	13	12	28	26	23	20	18	16
Turtle, Green Cnd		106	8	9	8	7	6	5	5	12	11	10	8	8	7
Venison, Roasted		146	12	12	10	9	8	7	7	16	15	13	11	10	9
Venison, Salted Dried		142	6	12	10	9	8	7	7	16	14	13	11	10	9
Whale Meat Raw		156	46	13	11	10	9	8	7	17	16	14	12	11	10

Source: Food Values, 14th Edition, Jean A. Pennington & Helen N. Church, Harper & Row

FOOD ITEMS	SERVING SIZE	CALO-RIES	% FAT	MINUTES OF EXERCISE: ACTIVE-ACTIVE 100-119	120-139	140-159	160-179	180-199	200 +	MODERATELY ACTIVE 100-119	120-139	140-159	160-179	180-199	200 +
Other: Exotic Meats															
Alligator Raw	3½ oz	232	16	33	29	26	23	21	19	58	46	39	33	29	26
Armadillo Raw		172	28	25	22	19	17	16	14	43	34	29	25	22	19
Beaver, Roasted		248	50	35	31	28	25	23	21	62	50	41	35	31	28
Frog Legs, Fried	4 legs	418	62	60	52	46	42	38	35	105	84	70	60	52	46
Goat Raw	3½ oz	165	51	24	21	18	17	15	14	41	33	28	24	21	18
Guinea Pig Raw		96	15	14	12	11	10	9	8	24	19	16	14	12	11
Muskrat, Roasted		153	24	22	19	17	15	14	13	38	31	26	22	19	17
Opossum, Roasted		221	41	32	28	25	22	20	18	55	44	37	32	28	25
Rabbit, Baked		177	25	25	22	20	18	16	15	44	35	30	25	22	20
Rabbit, Stewed		216	42	31	27	24	22	20	18	54	43	36	31	27	24
Raccoon, Roasted		255	53	36	32	28	26	23	21	64	51	43	36	32	28
Turtle, Green Cnd		106	8	15	13	12	11	10	9	27	21	18	15	13	12
Venison, Roasted		146	12	21	18	16	15	13	12	37	29	24	21	18	16
Venison Salted Dried		142	6	20	18	16	14	13	12	36	28	24	20	18	16
Whale Meat Raw		156	46	22	20	17	16	14	13	39	31	26	22	20	17

Source: Food Values, 14th Edition, Jean A. Pennington & Helen N. Church, Harper & Row

FOOD ITEMS	SERVING	CALO-	%	MINUTES OF EXERCISE											
				SUPER-ACTIVE						VERY-ACTIVE					
Desserts	SIZE	RIES	FAT	100-119	120-139	140-159	160-179	180-199	200+	100-119	120-139	140-159	160-179	180-199	200+
Cakes/Cupcakes Home Recipes															
Angelfood 9¾″ Diameter	1⁄12 of cake	161	1	13	12	10	9	8	8	18	16	15	12	12	10
Angelfood 8½″ Diameter		105	1	9	8	7	6	5	5	12	11	10	8	8	7
Boston Cream Pie	⅛ of cake	311	28	26	22	19	17	16	15	35	31	28	24	22	19
Caramel w/o Icing	1⁄9 of 9″ sq	331	40	28	24	21	18	17	16	37	33	30	25	24	21
w/Caramel Icing 9″ Diameter	1⁄12 of cake	398	35	33	28	25	22	20	19	44	40	36	31	28	25
w/Caramel Icing 8″ Diameter		315	35	26	23	20	18	16	15	35	32	29	24	23	20
Chocolate w/o Icing Sheet	3x3x2 inch	322	42	27	23	20	18	16	15	36	32	29	25	23	20
Cupcake	2¾″ diam	121	42	10	9	8	7	6	6	13	12	11	9	9	8
w/Icing 9″ Diameter	1⁄12 of cake	365	40	30	26	23	20	18	17	41	37	33	28	26	23
8″ Diameter		288	40	24	21	18	16	14	14	32	29	26	22	21	18
Sheet	3x3x2 inch	443	40	37	32	28	25	22	21	49	44	40	34	32	28
Cupcake	2¾″ diam	162	40	14	12	10	9	8	8	18	16	15	12	12	10
Cottage Pudding w/o Sauce	⅙ of cake	251	30	21	18	16	14	13	12	28	25	23	19	18	16
w/Chocolate Sauce		315	25	26	23	20	18	16	15	35	32	29	24	23	20
Fruitcake Dark/Light	1⁄32 of tube cake	165	38	14	12	10	9	8	8	18	17	15	13	12	10

FOOD ITEMS	SERVING SIZE	CALORIES	% FAT	MINUTES OF EXERCISE ACTIVE-ACTIVE 100-119	120-139	140-159	160-179	180-199	200+	MODERATELY ACTIVE 100-119	120-139	140-159	160-179	180-199	200+
Cakes/Cupcakes Home Recipes															
Angelfood 9¾″ Diameter	1/12 of cake	161	1	23	20	18	16	15	13	40	32	27	23	20	18
Angelfood 8½″ Diameter		105	1	15	13	12	11	10	9	26	21	18	15	13	12
Boston Cream Pie	1/8 of cake	311	28	44	39	35	31	28	26	78	62	52	44	39	35
Caramel w/o Icing	1/9 of 9″ sq	331	40	47	41	37	33	30	28	83	66	55	47	41	37
w/Caramel Icing 9″ Diameter	1/12 of cake	398	35	57	50	44	40	36	33	100	80	66	57	50	44
w/Caramel Icing 8″ Diameter		315	35	45	39	35	32	29	26	79	63	53	45	39	35
Chocolate w/o Icing Sheet	3x3x2 inch	322	42	46	40	36	32	29	27	81	64	54	46	40	36
Cupcake	2¾″ diam	121	42	17	15	13	12	11	10	30	24	20	17	15	13
w/Icing 9″ Diameter	1/12 of cake	365	40	52	46	41	37	33	30	91	73	61	52	46	41
8″ Diameter		288	40	41	36	32	29	26	24	72	58	48	41	36	32
Sheet	3x3x2 inch	443	40	63	55	49	44	40	37	111	89	74	63	55	49
Cupcake	2¾″ diam	162	40	23	20	18	16	15	14	41	32	27	23	20	18
Cottage Pudding w/o Sauce	1/6 of cake	251	30	36	31	28	25	23	21	63	50	42	36	31	28
w/Chocolate Sauce		315	25	45	39	35	32	29	26	79	63	53	45	39	35
Fruitcake Dark/Light	1/32 of tube cake	165	38	24	21	18	17	15	14	41	33	28	24	21	18

FOOD ITEMS	SERVING SIZE	CALORIES	% FAT	SUPER-ACTIVE 100-119	120-139	140-159	160-179	180-199	200+	VERY-ACTIVE 100-119	120-139	140-159	160-179	180-199	200+
Cakes/Cupcakes Home Recipes (cont'd)															
Gingerbread Sheet	4x4x2 in	371	30	31	27	23	21	19	18	41	37	34	29	27	23
Plain Cake Sheet 9x9x2 Inch	1/9 of cake	313	34	26	22	20	17	16	15	35	31	28	24	22	20
w/Various Icing	1/9 of cake	453	30	38	32	28	25	23	22	50	45	41	35	32	28
Cupcake	2¾″ diam	173	30	14	12	11	10	9	8	1	17	16	13	12	11
Pound Old Fashioned	1/17 of loaf	142	56	12	10	9	8	7	7	16	14	13	11	10	9
Modified		119	41	10	9	7	7	6	6	13	12	11	9	9	7
Sponge 9¾″ Diameter	1/12 of cake	196	17	16	14	12	11	10	9	22	20	18	15	14	12
Sponge 8½″ Diameter		131	17	11	9	8	7	7	6	15	13	12	10	9	8
White/Yellow w/o Icing 9″ Diameter	1/9 of cake	353	38	29	25	22	20	18	17	39	35	32	27	25	22
w/ Various Icing 9″ Diameter	1/12 of cake	386	31	32	28	24	21	19	18	43	39	35	30	28	24
w/ Various Icing 8″ Diameter		301	31	25	22	19	17	15	14	33	30	27	23	22	19
Prepared And Baked From Mixes															
Angelfood	1/12 of cake	137	1	11	10	9	8	7	7	15	14	12	11	10	9
Chocolate Malt w/ Eggs		308	23	26	22	19	17	15	15	34	31	28	24	22	19
Coffeecake w/ Egg/Milk	¼ of cake	348	27	29	25	22	19	17	17	39	35	32	27	25	22

				MINUTES OF EXERCISE											
				ACTIVE-ACTIVE						MODERATELY ACTIVE					
FOOD ITEMS	SERVING SIZE	CALORIES	% FAT	100-119	120-139	140-159	160-179	180-199	200+	100-119	120-139	140-159	160-179	180-199	200+
Cakes/Cupcakes Home Recipes (cont'd)															
Gingerbread Sheet	4x4x2 in	371	30	53	46	41	37	34	31	93	74	62	53	46	41
Plain Cake Sheet 9x9x2 Inch	1/9 of cake	313	34	45	39	35	31	28	26	78	63	52	45	39	35
w/Various Icing	1/9 of cake	453	30	65	57	50	45	41	38	113	91	76	65	57	50
Cupcake	2¾" diam	173	30	25	22	19	17	16	14	43	35	29	25	22	19
Pound Old Fashioned	1/17 of loaf	142	56	20	18	16	14	13	12	36	28	24	20	18	16
Modified		119	41	17	15	13	12	11	10	30	24	20	17	15	13
Sponge 9¾" Diameter	1/12 of cake	196	17	28	25	22	20	18	16	49	39	33	28	25	22
Sponge 8½" Diameter		131	17	19	16	15	13	12	11	33	26	22	19	16	15
White/Yellow w/o Icing 9" Diameter	1/9 of cake	353	38	50	44	39	35	32	29	88	71	59	50	44	39
w/ Various Icing 9" Diameter	1/12 of cake	386	31	55	48	43	39	35	32	97	77	64	55	48	43
w/ Various Icing 8" Diameter		301	31	43	38	33	30	27	25	75	60	50	43	38	33
Prepared And Baked From Mixes															
Angelfood	1/12 of cake	137	1	20	17	15	14	12	11	34	27	23	20	17	15
Chocolate Malt w/ Eggs		308	23	44	39	34	31	28	26	77	62	51	44	39	34
Coffeecake w/ Egg/Milk	¼ of cake	348	27	50	44	39	35	32	29	87	70	58	50	44	39

FOOD ITEMS	SERVING SIZE	CALO-RIES	% FAT	SUPER-ACTIVE 100-119	120-139	140-159	160-179	180-199	200+	VERY-ACTIVE 100-119	120-139	140-159	160-179	180-199	200+
Prepared And Baked From Mixes (cont'd)															
Cupcakes w/Egg/Milk	2¾" Diam	116	31	10	8	7	6	6	6	13	12	11	9	8	7
w/Chocolate Icing		172	32	14	12	11	10	9	8	19	17	16	13	12	11
Devil's Food w/Eggs	1/12 of cake	312	33	26	22	20	17	16	15	35	31	28	24	22	20
Gingerbread	1/9 of cake	174	22	15	12	11	10	9	8	19	17	16	13	12	11
Honey Spice w/Eggs	1/12 of cake	363	28	30	26	23	20	18	17	40	36	33	28	26	23
Marble w/Eggs		288	24	24	21	18	16	14	14	32	29	26	22	21	18
White w/Egg White		333	27	28	24	21	19	17	16	37	33	30	26	24	21
Yellow w/Eggs		310	30	26	22	19	17	16	15	34	31	28	24	22	19
Cake Icing Mix															
Chocolate Fudge Home Recipe	4 oz	429	24	36	31	27	24	21	20	48	43	39	33	31	27
Chocolate Creamy	1/12 cake's icing	180	24	15	13	11	10	9	9	20	18	16	14	13	11
Coconut Pecan Creamy		145	24	12	10	9	8	7	7	16	15	13	11	10	9
White Creamy		190	17	16	14	12	11	10	9	21	19	17	15	14	12
White Fluffy		65	13	5	5	4	4	3	3	7	7	6	5	5	4
All Other Icings		170	24	14	12	11	9	9	8	19	17	15	13	12	11

FOOD ITEMS	SERVING SIZE	CALORIES	% FAT	ACTIVE-ACTIVE 100-119	120-139	140-159	160-179	180-199	200+	MODERATELY ACTIVE 100-119	120-139	140-159	160-179	180-199	200+
Prepared And Baked From Mixes (cont'd)															
Cupcakes w/Egg/Milk	2¾" Diam	116	31	17	15	13	12	11	10	29	23	19	17	15	13
w/Chocolate Icing		172	32	25	22	19	17	16	14	43	34	29	25	22	19
Devil's Food w/Eggs	1/12 of cake	312	33	45	39	35	31	28	26	78	62	52	45	39	35
Gingerbread	1/9 of cake	174	22	25	22	19	17	16	15	44	35	29	25	22	19
Honey Spice w/Eggs	1/12 of cake	363	28	52	45	40	36	33	30	91	73	61	52	45	40
Marble w/Eggs		288	24	41	36	32	29	26	24	72	58	48	41	36	32
White w/Egg White		333	27	48	42	37	33	30	28	83	67	56	48	42	37
Yellow w/Eggs		310	30	44	39	34	31	28	26	78	62	52	44	39	34
Cake Icing Mix															
Chocolate Fudge Home Recipe	4 oz	429	24	61	54	48	43	39	36	107	86	72	61	54	48
Chocolate Creamy	1/12 cake's icing	180	24	26	23	20	18	16	15	45	36	30	26	23	20
Coconut Pecan Creamy		145	24	21	18	16	15	13	12	36	29	24	21	18	16
White Creamy		190	17	27	24	21	19	17	16	48	38	32	27	24	21
White Fluffy		65	13	9	8	7	7	6	5	16	13	11	9	8	7
All Other Icings		170	24	24	21	19	17	15	14	43	34	28	24	21	19

				MINUTES OF EXERCISE											
				SUPER-ACTIVE						VERY-ACTIVE					
FOOD ITEMS	SERVING SIZE	CALO-RIES	% FAT	100-119	120-139	140-159	160-179	180-199	200+	100-119	120-139	140-159	160-179	180-199	200+
Pies-Homemade 9″ Pie															
Apple	⅙ of Pie	404	39	34	29	25	22	20	19	45	40	37	31	29	25
Banana Custard		336	38	28	24	21	19	17	16	37	34	31	26	24	21
Blackberry		384	41	32	27	24	21	19	18	43	38	35	30	27	24
Blueberry		382	41	32	27	24	21	19	18	42	38	35	29	27	24
Butterscotch		406	37	34	29	25	23	20	19	45	41	37	31	29	25
Cherry		412	37	34	29	26	23	21	20	46	41	37	32	29	26
Chocolate Chiffon		354	42	30	25	22	20	18	17	39	35	32	27	25	22
Chocolate Meringue		383	43	32	27	24	21	19	18	43	38	35	29	27	24
Coconut Custard		357	48	30	26	22	20	18	17	40	36	32	27	26	22
Custard		331	46	28	24	21	18	17	16	37	33	30	25	24	21
Lemon Chiffon		338	36	28	24	21	19	17	16	38	34	31	26	24	21
Lemon Meringue		357	36	30	26	22	20	18	17	40	36	32	27	26	22
Mince		428	38	36	31	27	24	21	20	48	43	39	33	31	27
Peach		403	38	34	29	25	22	20	19	45	40	37	31	29	25
Pecan		577	49	48	41	36	32	29	27	64	58	52	44	41	36

FOOD ITEMS	SERVING SIZE	CALORIES	% FAT	ACTIVE-ACTIVE 100-119	120-139	140-159	160-179	180-199	200+	MODERATELY ACTIVE 100-119	120-139	140-159	160-179	180-199	200+
Pies-Homemade 9" Pie															
Apple	⅙ of Pie	404	39	58	51	45	40	37	34	101	81	67	58	51	45
Banana Custard		336	38	48	42	37	34	31	28	84	67	56	48	42	37
Blackberry		384	41	55	48	43	38	35	32	96	77	64	55	48	43
Blueberry		382	41	55	48	42	38	35	32	96	76	64	55	48	42
Butterscotch		406	37	58	51	45	41	37	34	102	81	68	58	51	45
Cherry		412	37	59	52	46	41	37	34	103	82	69	59	52	46
Chocolate Chiffon		354	42	51	44	39	35	32	30	89	71	59	51	44	39
Chocolate Meringue		383	43	55	48	43	38	35	32	96	77	64	55	48	43
Coconut Custard		357	48	51	45	40	36	32	30	89	71	60	51	45	40
Custard		331	46	47	41	37	33	30	28	83	66	55	47	41	37
Lemon Chiffon		338	36	48	42	38	34	31	28	85	68	56	48	42	38
Lemon Meringue		357	36	51	45	40	36	32	30	89	71	60	51	45	40
Mince		428	38	61	54	48	43	39	36	107	86	71	61	54	48
Peach		403	38	58	50	45	40	37	34	101	81	67	58	50	45
Pecan		577	49	82	72	64	58	52	48	144	115	96	82	72	64

(Minutes of exercise)

FOOD ITEMS	SERVING SIZE	CALORIES	% FAT	MINUTES OF EXERCISE SUPER-ACTIVE 100-119	120-139	140-159	160-179	180-199	200+	VERY-ACTIVE 100-119	120-139	140-159	160-179	180-199	200+
Pies-Homemade 9" Pie (cont'd)															
Pineapple	⅙ of pie	400	38	33	29	25	22	20	19	44	40	36	31	29	25
Pineapple Chiffon		311	38	26	22	19	17	16	15	35	31	28	24	22	19
Pineapple Custard		334	36	28	24	21	19	17	16	37	33	30	26	24	21
Pumpkin		321	48	27	23	20	18	16	15	36	32	29	25	23	20
Raisin		427	36	36	31	27	24	21	20	47	43	39	33	31	27
Rhubarb		400	38	33	29	25	22	20	19	44	40	36	31	29	25
Strawberry		246	36	21	18	15	14	12	12	27	25	22	19	18	15
Sweet Potato		324	48	27	23	20	18	16	15	36	32	29	25	23	20
Pies-Selected Frozen															
Bavarian Cream, Dutch Apple		240	37	20	17	15	13	12	11	27	24	22	18	17	15
Chocolate		299	43	25	21	19	17	15	14	33	30	27	23	21	19
Chocolate Chip		246	45	21	18	15	14	12	12	27	25	22	19	18	15
Lime		268	44	22	19	17	15	13	13	30	27	24	21	19	17
Pumpkin		260	32	22	19	16	14	13	12	29	26	24	20	19	16
Strawberry		276	44	23	20	17	15	14	13	31	28	25	21	20	17

FOOD ITEMS	SERVING SIZE	CALORIES	% FAT	ACTIVE-ACTIVE 100-119	120-139	140-159	160-179	180-199	200+	MODERATELY ACTIVE 100-119	120-139	140-159	160-179	180-199	200+
Pies-Homemade 9″ Pie (cont'd)															
Pineapple	⅙ of pie	400	38	57	50	44	40	36	33	100	80	67	57	50	44
Pineapple Chiffon		311	38	44	39	35	31	28	26	78	62	52	44	39	35
Pineapple Custard		334	36	48	42	37	33	30	28	84	67	56	48	42	37
Pumpkin		321	48	46	40	36	32	29	27	80	64	54	46	40	36
Raisin		427	36	61	53	47	43	39	36	107	85	71	61	53	47
Rhubarb		400	38	57	50	44	40	36	33	100	80	67	57	50	44
Strawberry		246	36	35	31	27	25	22	21	62	49	41	35	31	27
Sweet Potato		324	48	46	41	36	32	29	27	81	65	54	46	41	36
Pies-Selected Frozen															
Bavarian Cream, Dutch Apple		240	37	34	30	27	24	22	20	60	48	40	34	30	27
Chocolate		299	43	43	37	33	30	27	25	75	60	50	43	37	33
Chocolate Chip		246	45	35	31	27	25	22	21	62	49	41	35	31	27
Lime		268	44	38	34	30	27	24	22	67	54	45	38	34	30
Pumpkin		260	32	37	33	29	26	24	22	65	52	43	37	33	29
Strawberry		276	44	39	35	31	28	25	23	69	55	46	39	35	31

(Minutes of Exercise)

FOOD ITEMS	SERVING SIZE	CALO-RIES	% FAT	MINUTES OF EXERCISE: SUPER-ACTIVE 100-119	120-139	140-159	160-179	180-199	200+	VERY-ACTIVE 100-119	120-139	140-159	160-179	180-199	200+
Desserts															
Apple Brown Betty	½ cup	185	21	15	13	12	10	9	9	21	19	17	14	13	12
Apple Crisp	1 serving,														
	roll	302	24	25	22	19	17	15	14	34	30	27	23	22	19
Apple Dumpling, Frozen	or dumpling	254	55	21	18	16	14	13	12	28	25	23	20	18	16
Apple Strudel, Frozen		290	34	24	21	18	16	15	14	32	29	26	22	21	18
Bavarian Cream, Orange		289	57	24	21	18	16	14	14	32	29	26	22	21	18
Blueberry Crisp		149	24	12	11	9	8	7	7	17	15	14	11	11	9
Brownies-Butterscotch	1 average														
	piece	115	39	10	8	7	6	6	5	13	12	10	9	8	7
Chocolate: Commercial/Homemade		146	35	12	10	9	8	7	7	16	15	13	11	10	9
Chocolate: Frozen		244	45	20	17	15	14	12	12	27	24	22	19	17	15
Pecan Fudge		130	39	11	9	8	7	7	6	14	13	12	10	9	8
Cookies-Commercial/Homemade															
Assorted Packaged, Commerical	2 cookies	192	38	16	14	12	11	10	9	21	19	17	15	14	12
Butter Thin, Rich		100	33	8	7	6	6	5	5	11	10	9	8	7	6
Chocolate		186	32	16	13	12	10	9	9	21	19	17	14	13	12
Chocolate Chip, Homemade		114	53	10	8	7	6	6	5	13	11	10	9	8	7

				MINUTES OF EXERCISE											
				ACTIVE-ACTIVE						MODERATELY ACTIVE					
FOOD ITEMS	SERVING SIZE	CALORIES	% FAT	100-119	120-139	140-159	160-179	180-199	200+	100-119	120-139	140-159	160-179	180-199	200+
Desserts															
Apple Brown Betty	½ cup	185	21	26	23	21	19	17	15	46	37	31	26	23	21
Apple Crisp	1 serving,														
	roll	302	24	43	38	34	30	27	25	76	60	50	43	38	34
Apple Dumpling, Frozen	or dumpling	254	55	36	32	28	25	23	21	64	51	42	36	32	28
Apple Strudel, Frozen		290	34	41	36	32	29	26	24	73	58	48	41	36	32
Bavarian Cream, Orange		289	57	41	36	32	29	26	24	72	58	48	41	36	32
Blueberry Crisp		149	24	21	19	17	15	14	12	37	30	25	21	19	17
Brownies-Butterscotch	1 average														
	piece	115	39	16	14	13	12	10	10	29	23	19	16	14	13
Chocolate: Commercial/Homemade		146	35	21	18	16	15	13	12	37	29	24	21	18	16
Chocolate: Frozen		244	45	35	31	27	24	22	20	61	49	41	35	31	27
Pecan Fudge		130	39	19	16	14	13	12	11	33	26	22	19	16	14
Cookies-Commercial/Homemade															
Assorted Packaged, Commercial	2 cookies	192	38	27	24	21	19	17	16	48	38	32	27	24	21
Butter Thin, Rich		100	33	14	13	11	10	9	8	25	20	17	14	13	11
Chocolate		186	32	27	23	21	19	17	16	47	37	31	27	23	21
Chocolate Chip, Homemade		114	53	16	14	13	11	10	10	29	23	19	16	14	13

FOOD ITEMS	SERVING SIZE	CALORIES	% FAT	MINUTES OF EXERCISE: SUPER-ACTIVE 100-119	120-139	140-159	160-179	180-199	200 +	VERY-ACTIVE 100-119	120-139	140-159	160-179	180-199	200 +
Desserts: Cookies (cont'd)															
Chocolate Fudge Sandwich	2 cookies	140	41	12	10	9	8	7	7	16	14	13	11	10	9
Coconut Bars		109	45	9	8	7	6	5	5	12	11	10	8	8	7
Coconut Macaroons		134	44	11	10	8	7	7	6	15	13	12	10	10	8
Fig Bars	2 bars	100	14	8	7	6	6	5	5	11	10	9	8	7	6
Gingersnaps	6 small														
	cookies	100	19	8	7	6	6	5	5	11	10	9	8	7	6
Graham Crackers, Choc Cov'd	2 cookies	134	45	11	10	8	7	7	6	15	13	12	10	10	8
Lady Fingers	2 large	100	20	8	7	6	5	5	5	11	10	9	8	7	6
Lemon Sugar Wafers	2 cookies	98	35	8	7	6	5	5	5	11	10	9	8	7	6
Marshmallow		228	29	19	16	14	13	11	11	25	23	21	18	16	14
Molasses		142	23	12	10	9	8	7	7	16	14	13	11	10	9
Oatmeal w/Raisins		126	31	11	9	8	7	6	6	14	13	11	10	9	8
Peanut		114	36	10	8	7	6	6	5	13	11	10	9	8	7
Peanut Butter Bar	1 bar	198	44	17	14	12	11	10	9	22	20	18	15	14	12
Plain, Refrigerated	2 cookies	120	47	10	9	8	7	6	6	13	12	11	9	9	8
Raisin		114	13	10	8	7	6	6	5	13	11	10	9	8	7

				MINUTES OF EXERCISE											
				ACTIVE-ACTIVE						MODERATELY ACTIVE					
FOOD ITEMS	SERVING SIZE	CALO-RIES	% FAT	100-119	120-139	140-159	160-179	180-199	200+	100-119	120-139	140-159	160-179	180-199	200+
Desserts: Cookies (cont.)															
Chocolate Fudge Sandwich	2 cookies	140	41	20	18	16	14	13	12	35	28	23	20	18	16
Coconut Bars		109	45	16	14	12	11	10	9	27	22	18	16	14	12
Coconut Macaroons		134	44	19	17	15	13	12	11	34	27	22	19	17	15
Fig Bars	2 bars	100	14	14	13	11	10	9	8	25	20	17	14	13	11
Gingersnaps	6 small cookies	100	19	14	13	11	10	9	8	25	20	17	14	13	11
Graham Crackers, Choc Cov'd	2 cookies	134	45	19	17	15	13	12	11	34	27	22	19	17	15
Lady Fingers	2 large	100	20	14	13	11	10	9	8	25	20	17	14	13	11
Lemon Sugar Wafers	2 cookies	98	35	14	12	11	10	9	8	25	20	16	14	12	11
Marshmallow		228	29	33	29	25	23	21	19	57	46	38	33	29	25
Molasses		142	23	20	18	16	14	13	12	36	28	24	20	18	16
Oatmeal w/Raisins		126	31	18	16	14	13	11	11	32	25	21	18	16	14
Peanut		114	36	16	14	13	11	10	10	29	23	19	16	14	13
Peanut Butter Bar	1 bar	198	44	28	25	22	20	18	17	50	40	33	28	25	22
Plain, Refrigerated	2 cookies	120	47	17	15	13	12	11	10	30	24	20	17	15	13
Raisin		114	13	16	14	13	11	10	10	29	23	19	16	14	13

FOOD ITEMS	SERVING SIZE	CALORIES	% FAT	MINUTES OF EXERCISE: SUPER-ACTIVE 100-119	120-139	140-159	160-179	180-199	200+	VERY-ACTIVE 100-119	120-139	140-159	160-179	180-199	200+
Desserts: Cookies (cont'd)															
Shortbread	2 cookies	140	42	12	10	9	8	7	7	16	14	13	11	10	9
Sugar, Homemade		178	34	15	13	11	10	9	8	20	18	16	14	13	11
Sugar Wafers		106	36	9	8	7	6	5	5	12	11	10	8	8	7
Vanilla Creme Sandwich		138	40	12	10	9	8	7	7	15	14	13	11	10	9
Vanilla Wafers		102	32	9	8	6	6	5	5	11	10	9	8	7	6
Cream Puff w/Custard Filled	1 average serving	245	54	20	18	15	14	12	12	27	25	22	19	18	15
Custard, Baked	⅗ cup	205	43	17	15	13	11	10	10	23	21	19	16	15	13
Custard Broiled	½ cup	164	42	14	12	10	9	8	8	18	16	15	13	12	10
Custard, Flavored		143	30	12	10	9	8	7	7	16	14	13	11	10	9
Doughnuts															
Cake	1 average	125	50	10	9	8	7	6	6	14	13	11	10	9	8
Cake w/Icing		151	39	13	11	9	8	8	7	17	15	14	12	11	9
Cream Filled		122	35	10	9	8	7	6	6	14	12	11	9	9	8
Powdered		154	47	13	11	10	9	8	7	17	15	14	12	11	10
Raised/Yeast		124	58	10	9	8	7	6	6	14	12	11	10	9	8

FOOD ITEMS	SERVING SIZE	CALORIES	% FAT	MINUTES OF EXERCISE: ACTIVE-ACTIVE 100-119	120-139	140-159	160-179	180-199	200+	MODERATELY ACTIVE 100-119	120-139	140-159	160-179	180-199	200+
Desserts: Cookies (cont'd)															
Shortbread	2 cookies	140	42	20	18	16	14	13	12	35	28	23	20	18	16
Sugar, Homemade		178	34	25	22	20	18	16	15	45	36	30	25	22	20
Sugar Wafers		106	36	15	13	12	11	10	9	27	21	18	15	13	12
Vanilla Creme Sandwich		138	40	20	17	15	14	13	12	35	28	23	20	17	15
Vanilla Wafers		102	32	15	13	11	10	9	9	26	20	17	15	13	11
Cream Puff w/Custard Filled	1 average serving	245	54	35	31	27	25	22	20	61	49	41	35	31	27
Custard, Baked	⅗ cup	205	43	29	26	23	21	19	17	51	41	34	29	26	23
Custard Broiled	½ cup	164	42	23	21	18	16	15	14	41	33	27	23	21	18
Custard, Flavored		143	30	20	18	16	14	13	12	36	29	24	20	18	16
Doughnuts															
Cake	1 average	125	50	18	16	14	13	11	10	31	25	21	18	16	14
Cake w/Icing		151	39	22	19	17	15	14	13	38	30	25	22	19	17
Cream Filled		122	35	17	15	14	12	11	10	31	24	20	17	15	14
Powdered		154	47	22	19	17	15	14	13	39	31	26	22	19	17
Raised/Yeast		124	58	18	16	14	12	11	10	31	25	21	18	16	14

FOOD ITEMS	SERVING SIZE	CALORIES	% FAT	MINUTES OF EXERCISE: SUPER-ACTIVE 100-119	120-139	140-159	160-179	180-199	200+	VERY-ACTIVE 100-119	120-139	140-159	160-179	180-199	200+
Desserts: Doughnuts (cont'd)															
Raised, Jelly Center	1 average	226	35	19	16	14	13	11	11	25	23	21	17	16	14
Sugar & Spice		153	56	13	11	10	9	8	7	17	15	14	12	11	10
Eclair w/Custard, Chocolate Icing		316	44	26	23	20	18	16	15	35	32	29	24	23	20
Eclair w/Whip Cream		296	78	25	21	19	16	15	14	33	30	27	23	21	19
Gelatin Dessert, All Flavors	1 cup	194		16	14	12	11	10	9	22	19	18	15	14	12
Gelatin w/Fruit		186		16	13	12	10	9	9	21	19	17	14	13	12
Ice Cream															
Chocolate	1 cup	295	49	25	21	18	16	15	14	33	30	27	23	21	18
French Frozen Custard		257	50	21	18	16	14	13	12	29	26	23	20	18	16
French Vanilla, Soft-Serve		377	54	31	27	24	21	19	18	42	38	34	29	27	24
Ice Milk 5.1% Fat		199	40	17	14	12	11	10	9	22	20	18	15	14	12
Regular 10% Fat		257	48	21	18	16	14	13	12	29	26	23	20	18	16
Regular 12% Fat		278	52	23	20	17	15	14	13	31	28	25	21	20	17
Regular 16% Fat		349	61	29	25	22	19	17	17	39	35	32	27	25	22
Strawberry		250	43	21	18	16	14	13	12	28	25	23	19	18	16

FOOD ITEMS	SERVING	CALORIES	% FAT	MINUTES OF EXERCISE: ACTIVE-ACTIVE 100-119	120-139	140-159	160-179	180-199	200+	MODERATELY ACTIVE 100-119	120-139	140-159	160-179	180-199	200+
Desserts: Doughnuts (cont'd)															
Raised, Jelly Center	1 average	226	35	32	28	25	23	21	19	57	45	38	32	28	25
Sugar & Spice		153	56	22	19	17	15	14	13	38	31	27	22	19	17
Eclair w/Custard, Chocolate Icing		316	44	45	40	35	32	29	26	79	63	53	45	40	35
Eclair w/Whip Cream		296	78	42	37	33	30	27	25	74	59	49	42	37	33
Gelatin Dessert, All Flavors	1 cup	194		28	24	22	19	18	16	49	39	32	28	24	22
Gelatin w/Fruit		186		27	23	21	19	17	16	47	37	31	27	23	21
Ice Cream															
Chocolate	1 cup	295	49	42	37	33	30	27	25	74	59	49	42	37	33
French Frozen Custard		257	50	37	32	29	26	23	21	64	51	43	37	32	29
French Vanilla, Soft-Serve		377	54	54	47	42	38	34	31	94	75	63	54	47	42
Ice Milk 5.1% Fat		199	40	28	25	22	20	18	17	50	40	33	28	25	22
Regular 10% Fat		257	48	37	32	29	26	23	21	64	51	43	37	32	29
Regular 12% Fat		278	52	40	35	31	28	25	23	70	56	46	40	35	31
Regular 16% Fat		349	61	50	44	39	35	32	29	87	70	58	50	44	39
Strawberry		250	43	36	31	28	25	23	21	63	50	42	36	31	28

FOOD ITEMS	SERVING SIZE	CALORIES	% FAT	MINUTES OF EXERCISE: SUPER-ACTIVE 100-119	120-139	140-159	160-179	180-199	200+	VERY-ACTIVE 100-119	120-139	140-159	160-179	180-199	200+
Desserts: Ice Cream (cont'd)															
Vanilla	1 cup	290	45	24	21	18	16	15	14	32	29	26	22	21	18
Vanilla, Soft-Serve		328	52	27	23	21	18	16	16	36	33	30	25	23	21
Ice Cream Bars															
Chocolate Coated Vanilla	1 bar/cone	162	59	14	12	10	9	8	8	18	16	15	12	12	10
Drumstick		186	48	16	13	12	10	9	9	21	19	17	14	13	12
Fudgesicle		91	1	8	7	6	5	5	4	10	9	8	7	7	6
Sandwich		167	33	14	12	10	9	8	8	19	18	15	13	12	10
Ice Cream Fountain															
Banana Split	1 Std														
	Svg	560	40	47	40	35	31	28	27	62	56	51	43	40	35
Cone		150	25	13	11	9	8	8	7	17	15	14	12	11	9
Milk Shake		235	38	20	17	15	13	12	11	26	24	21	18	17	15
Chocolate		250	32	21	18	16	14	13	12	28	25	23	19	18	16
Chocolate Malted		330	25	28	24	21	18	17	16	37	33	30	25	24	21
Parfait		215	45	18	15	13	12	11	10	24	22	20	17	15	13
Soda		285	10	24	20	18	16	14	14	32	29	26	22	20	18

				MINUTES OF EXERCISE											
				ACTIVE-ACTIVE						MODERATELY ACTIVE					
FOOD ITEMS	SERVING SIZE	CALO-RIES	% FAT	100-119	120-139	140-159	160-179	180-199	200+	100-119	120-139	140-159	160-179	180-199	200+
Desserts: Ice Cream (cont'd)															
Vanilla	1 cup	290	45	41	36	32	29	26	24	73	58	48	41	36	32
Vanilla, Soft-Serve		328	52	47	41	36	33	30	27	82	66	55	47	41	36
Ice Cream Bars															
Chocolate Coated Vanilla	1 bar/cone	162	59	23	20	18	16	15	14	41	32	27	23	20	18
Drumstick		186	48	27	23	21	19	17	16	47	37	31	27	23	21
Fudgesicle		91	1	13	11	10	9	8	8	23	18	15	13	11	10
Sandwich		167	33	24	21	19	17	15	14	42	33	28	24	21	19
Ice Cream Fountain															
Banana Split	1 Std														
	Svg	560	40	80	70	62	56	51	47	140	112	93	80	70	62
Cone		150	25	21	19	17	15	14	13	38	30	25	21	19	17
Milk Shake		235	38	34	29	26	24	21	20	59	47	39	34	29	26
Chocolate		250	32	36	31	28	25	23	21	63	50	42	36	31	28
Chocolate Malted		330	25	47	41	37	33	30	28	83	66	55	47	41	37
Parfait		215	45	31	27	24	22	20	18	54	43	36	31	27	24
Soda		285	10	41	36	32	29	26	24	71	57	48	41	36	32

FOOD ITEMS	SERVING SIZE	CALORIES	% FAT	MINUTES OF EXERCISE SUPER-ACTIVE 100-119	120-139	140-159	160-179	180-199	200+	VERY-ACTIVE 100-119	120-139	140-159	160-179	180-199	200+
Desserts: Ice Cream Fountain (cont'd)															
Sundae	1 Std														
	Svg	450	50	38	32	28	25	23	21	50	45	41	35	32	28
Butterscotch		400	43	33	29	25	22	20	19	44	40	36	31	29	25
Hot Fudge		465	48	39	33	29	26	23	22	52	47	42	36	33	29
Ice Milk, Chocolate Coated Bar	1 bar	144	30	12	10	9	8	7	7	16	14	13	11	10	9
Ice Milk, Soft-Serve	1 serving	111	19	9	8	7	6	6	5	12	11	10	9	8	7
Lady Finger w/Whip Cream		326	46	27	23	20	18	16	16	36	33	30	25	23	20
Peach Crisp		172	34	14	12	11	10	9	8	19	17	16	13	12	11
Poptarts															
Blueberry, Frosted	1 Poptart	197	23	16	14	12	11	10	9	22	20	18	15	14	12
Chocolate Fudge		200	18	17	14	13	11	10	10	22	20	18	15	14	13
Dutch Apple		200	17	17	14	13	11	10	10	22	20	18	15	14	13
Strawberry		205	18	17	15	13	11	10	10	23	21	19	16	15	13
Prune Whip-Hot	1 cup	140	1	12	10	9	8	7	7	16	14	13	11	10	9
Prune Whip-Cold		208	1	17	15	13	12	10	10	23	21	19	16	15	13

FOOD ITEMS	SERVING SIZE	CALORIES	% FAT	MINUTES OF EXERCISE ACTIVE-ACTIVE 100-119	120-139	140-159	160-179	180-199	200+	MODERATELY ACTIVE 100-119	120-139	140-159	160-179	180-199	200+
Desserts: Ice Cream Fountain (cont'd)															
Sundae	1 Std serving	450	50	64	56	50	45	41	38	113	90	75	64	56	50
Butterscotch		400	43	57	50	44	40	36	33	100	80	67	57	50	44
Hot Fudge		465	48	66	58	52	47	42	39	116	93	78	66	58	52
Ice Milk, Chocolate Coated Bar	1 bar	144	30	21	18	16	14	13	12	36	29	24	21	18	16
Ice Milk, Soft-Serve	1 serving	111	19	16	14	12	11	10	9	28	22	19	16	14	12
Lady Finger w/Whip Cream		326	46	47	41	36	33	30	27	82	65	54	47	41	36
Peach Crisp		172	34	25	22	19	17	16	14	43	34	29	25	22	19
Poptarts															
Blueberry, Frosted	1 Poptart	197	23	28	25	22	20	18	16	49	39	33	28	25	22
Chocolate Fudge		200	18	29	25	22	20	18	17	50	40	33	29	25	22
Dutch Apple		200	17	29	25	22	20	18	17	50	40	33	29	25	22
Strawberry		205	18	29	26	23	21	19	17	51	41	34	29	26	23
Prune Whip-Hot	1 cup	140	1	20	18	16	14	13	12	35	28	23	20	18	16
Prune Whip-Cold		208	1	30	26	23	21	19	17	52	42	35	30	26	23

FOOD ITEMS	SERVING SIZE	CALORIES	% FAT	MINUTES OF EXERCISE											
				SUPER-ACTIVE						VERY-ACTIVE					
				100-119	120-139	140-159	160-179	180-199	200+	100-119	120-139	140-159	160-179	180-199	200+
Desserts: Puddings															
Banana Cream, Mix	½ cup	180	23	15	13	11	10	9	9	20	18	16	14	13	11
Bread w/Raisin, Homemade		314	29	26	22	20	17	16	15	35	31	29	24	22	20
Butterscotch, Cornstarch		207	20	17	15	13	12	10	10	23	21	19	16	15	13
w/Skim Milk		117	18	10	8	7	7	6	6	13	12	11	9	8	7
Chocolate, Cornstarch		219	27	18	16	14	12	11	10	24	22	20	17	16	14
Chocolate, Mix		163	23	14	12	10	9	8	8	18	16	15	13	12	10
Chocolate Fudge	3½ oz	135	23	11	10	8	8	7	6	15	14	12	10	10	8
Indian, Baked	⅔ cup	161	31	13	12	10	9	8	8	18	16	15	12	12	10
Lemon, Mix	3½ oz	153	22	13	11	10	9	8	7	17	15	14	12	11	10
Sponge/Snow, Homemade	1 serving	114	21	10	8	7	6	6	5	13	11	10	9	8	7
w/Custard Sauce		249	22	21	18	16	14	12	12	28	25	23	19	18	16
Rice w/Raisins	¾ cup	212	19	18	15	13	12	11	10	24	21	19	16	15	13
Tapioca, Homemade	½ cup	133	34	11	10	8	7	7	6	15	13	12	10	10	8
Tapioca, Mix		180	23	15	13	11	10	9	9	20	18	16	14	13	11
Tapioca, Chocolate		181	24	15	13	11	10	9	9	20	18	16	14	13	11

FOOD ITEMS	SERVING	CALORIES	% FAT	MINUTES OF EXERCISE: ACTIVE-ACTIVE 100-119	120-139	140-159	160-179	180-199	200+	MODERATELY ACTIVE 100-119	120-139	140-159	160-179	180-199	200+
Desserts: Puddings															
Banana Cream, Mix	½ cup	180	23	26	23	20	18	16	15	45	36	30	26	23	20
Bread w/Raisin, Homemade		314	29	45	39	35	31	29	26	79	63	52	45	39	35
Butterscotch, Cornstarch		207	20	30	26	23	21	19	17	52	41	35	30	26	23
w/Skim Milk		117	18	17	15	13	12	11	10	29	23	20	17	15	13
Chocolate, Cornstarch		219	27	31	27	24	22	20	18	55	44	37	31	27	24
Chocolate, Mix		163	23	23	20	18	16	14	14	41	33	27	23	20	18
Chocolate Fudge	3½ oz	135	23	19	17	15	14	12	11	34	27	23	19	17	15
Indian, Baked	⅔ cup	161	31	23	20	18	16	15	13	40	32	27	23	20	18
Lemon, Mix	3½ oz	153	22	22	19	17	15	14	13	38	31	26	22	19	17
Sponge/Snow, Homemade	1 serving	114	21	16	14	13	11	10	10	29	23	19	16	14	13
w/Custard Sauce		249	22	36	31	28	25	23	21	62	50	42	36	31	28
Rice w/Raisins	¾ cup	212	19	30	27	24	21	19	18	53	42	35	30	27	24
Tapioca, Homemade	½ cup	133	34	19	17	15	13	12	11	33	27	22	19	17	15
Tapioca, Mix		180	23	26	23	20	18	16	15	45	36	30	26	23	20
Tapioca, Chocolate		181	24	26	23	20	18	16	15	45	36	30	26	23	20

				MINUTES OF EXERCISE											
				SUPER-ACTIVE						VERY-ACTIVE					
FOOD ITEMS	SERVING SIZE	CALO-RIES	% FAT	100-119	120-139	140-159	160-179	180-199	200+	100-119	120-139	140-159	160-179	180-199	200+
Desserts: Puddings, (cont'd)															
Tapioca Cream	½ cup	174	23	15	12	11	10	9	8	19	17	16	13	12	11
Vanilla		139	29	12	10	9	8	7	7	15	14	13	11	10	9
Cornstarch base		152	22	13	11	10	8	8	7	17	15	14	12	11	10
Mix w/Whole Milk		175	22	15	13	11	10	9	8	19	18	16	13	13	11
Mix w/Skim Milk		147	20	12	11	9	8	7	7	16	15	13	11	11	9
& Butterscotch, Mix		143	24	12	10	9	8	7	7	16	14	13	11	10	9
Tapioca, Mix		180	23	15	13	11	10	9	9	20	18	16	14	13	11
Rennin Dessert-Homemade		113	35	9	8	7	6	6	5	13	11	10	9	8	7
Chocolate, Mix		130	32	11	9	8	7	7	6	14	13	12	10	9	8
Raspberry, Strawberry-Mix		128	30	11	9	8	7	6	6	14	13	12	10	9	8
Vanilla, Caramel, Fruit Flavor		119	30	10	9	7	7	6	6	13	12	11	9	9	7
Sherbet-Lemon		241	20	20	17	15	13	12	11	27	24	22	19	17	15
Orange		134	13	11	10	8	7	7	6	15	13	12	10	10	8
Various Flavors		118	13	10	8	7	7	6	6	13	12	11	9	8	7
Snoballs, Commercial	1 Snoball	160	25	13	11	10	9	8	8	18	16	15	12	11	10

FOOD ITEMS	SERVING SIZE	CALORIES	% FAT	MINUTES OF EXERCISE: ACTIVE-ACTIVE 100-119	120-139	140-159	160-179	180-199	200+	MODERATELY ACTIVE 100-119	120-139	140-159	160-179	180-199	200+
Desserts: Puddings (cont'd)															
Tapioca, Cream	½ cup	174	23	25	22	19	18	16	15	44	35	29	25	22	19
Vanilla		139	29	20	17	15	14	13	12	35	28	23	20	17	15
Cornstarch base		152	22	22	19	17	15	14	13	38	30	25	22	19	17
Mix w/Whole Milk		175	22	25	22	19	18	16	15	44	35	29	25	22	19
Mix w/Skim Milk		147	20	21	18	16	15	13	12	37	29	25	21	18	16
& Butterscotch, Mix		143	24	20	18	16	14	13	12	37	29	24	20	18	16
Tapioca, Mix		180	23	26	23	20	18	16	15	45	36	30	26	23	20
Rennin Dessert-Homemade		113	35	16	14	13	11	10	9	28	23	19	16	14	13
Chocolate, Mix		130	32	19	16	14	13	12	11	33	26	22	19	16	14
Raspberry, Strawberry-Mix		128	30	18	16	14	13	12	11	32	26	21	18	16	14
Vanilla, Caramel, Fruit Flavor		119	30	17	15	13	12	11	10	30	24	20	17	15	13
Sherbet-Lemon		241	20	34	30	27	24	22	20	60	48	40	34	30	27
Orange		134	13	19	17	15	13	12	11	34	27	22	19	17	15
Various Flavors		118	13	17	15	13	12	11	10	30	24	20	17	15	13
Snoballs, Commercial	1 Snoball	160	25	23	20	18	17	15	13	40	32	27	23	20	18

FOOD ITEMS	SERVING SIZE	CALORIES	% FAT	MINUTES OF EXERCISE: SUPER-ACTIVE 100-119	120-139	140-159	160-179	180-199	200+	VERY-ACTIVE 100-119	120-139	140-159	160-179	180-199	200+
Desserts: Yogurt															
Yogurt-Regular Whole Milk	8 oz	152	49	13	11	10	8	8	7	17	15	14	12	11	10
Made w/Skim Milk		61	31	5	4	4	3	3	3	7	6	6	5	4	4
Fruited Varieties		216	8	18	15	14	12	11	10	24	22	20	17	15	14
Dessert Sauces, Syrups, & Toppings															
Butterscotch Sauce	¼ cup	406	32	34	29	25	23	20	19	45	41	37	31	29	25
Chocolate Sauce		174	36	15	12	11	10	9	8	19	17	16	13	12	11
Chocolate Syrup, Fudge Type		264	35	22	19	17	15	13	13	29	26	24	20	19	17
Chocolate Syrup, Thin Type		196	27	16	14	12	11	10	9	22	20	18	15	14	12
Custard Sauce		85	40	7	6	5	5	4	4	9	9	8	7	6	5
Hard Sauce		193	53	16	14	12	11	10	9	21	19	18	15	14	12
Lemon Sauce		133	19	11	10	8	7	7	6	15	13	12	10	10	8
Raisin Sauce		126	21	11	9	8	7	6	6	14	13	11	10	9	8

FOOD ITEMS	SERVING SIZE	CALORIES	% FAT	MINUTES OF EXERCISE: ACTIVE-ACTIVE						MODERATELY ACTIVE					
				100-119	120-139	140-159	160-179	180-199	200+	100-119	120-139	140-159	160-179	180-199	200+
Desserts: Yogurt															
Yogurt-Regular Whole Milk	8 oz	152	49	22	19	17	15	15	13	38	30	25	22	19	17
Made w/Skim Milk		61	31	9	8	7	6	6	5	15	12	10	9	8	7
Fruited Varieties		216	8	31	27	24	22	20	18	54	43	36	31	27	24
Dessert Sauces, Syrups, & Toppings															
Butterscotch Sauce	¼ cup	406	32	58	51	45	41	37	34	102	81	68	58	51	45
Chocolate Sauce		174	36	25	22	19	17	16	15	44	35	29	25	22	19
Chocolate Syrup, Fudge Type		264	35	38	33	29	26	24	22	66	53	44	38	33	29
Chocolate Syrup, Thin Type		196	27	28	25	22	20	18	16	49	39	33	28	25	22
Custard Sauce		84	40	12	11	9	9	8	7	21	17	14	12	11	9
Hard Sauce		193	53	28	24	21	19	18	16	48	39	32	28	24	21
Lemon Sauce		133	19	19	17	15	13	12	11	33	27	22	19	17	15
Raisin Sauce		126	21	18	16	14	13	11	11	32	25	21	18	16	14

FOOD ITEMS	CALORIES	MINUTES OF EXERCISE: SUPER-ACTIVE 100-119	120-139	140-159	160-179	180-199	200+	VERY-ACTIVE 100-119	120-139	140-159	160-179	180-199	200+
This is a catch-all section. Any food item not listed in	25	2	2	2	1	1	1	3	3	2	2	2	2
previous section can be calculated by matching the	50	4	4	3	3	3	2	6	5	5	4	4	3
caloric number in column "Calories."	75	6	5	5	4	4	4	8	8	7	6	5	5
For Example 475 Calories	100	8	7	6	6	5	5	11	10	9	8	7	6
Calculate 400 Calories = x Minutes	150	13	11	9	8	8	7	17	15	14	12	11	9
75 Calories = x Minutes	200	17	14	13	11	10	10	22	20	18	15	14	13
Sum 475 Calories = x Minutes	**250**	**21**	**18**	**16**	**14**	**13**	**12**	**28**	**25**	**23**	**19**	**18**	**16**
	300	25	21	19	17	15	14	33	30	27	23	21	19
	400	33	29	25	22	20	19	44	40	36	31	29	25
	500	42	36	31	28	25	24	56	50	45	38	36	31
	600	50	43	38	33	30	29	67	60	55	46	43	38
	700	58	50	44	39	35	33	78	70	64	54	50	44
	800	67	57	50	44	40	38	89	80	73	62	57	50
	900	75	64	56	50	45	43	100	90	82	69	64	56
	1000	83	71	63	56	50	48	111	100	91	77	71	63

FOOD ITEMS	CALO-RIES	MINUTES OF EXERCISE ACTIVE-ACTIVE 100-119	120-139	140-159	160-179	180-199	200+	MODERATELY ACTIVE 100-119	120-139	140-159	160-179	180-199	200+
This is a catch-all section. Any food item not listed in	25	4	3	3	3	2	2	6	5	4	4	3	3
previous section can be calculated by matching the	50	7	6	6	5	5	4	13	10	8	7	6	6
caloric number in column "Calories."	75	11	9	8	8	7	6	19	15	13	11	9	8
For Example 475 Calories	100	14	13	11	10	9	8	25	20	17	14	13	11
Calculate 400 Calories = x Minutes	150	21	19	17	15	14	13	38	30	25	21	19	17
75 Calories = x Minutes	200	29	25	22	20	18	17	50	40	33	29	25	22
Sum 475 Calories = x Minutes	**250**	**36**	**31**	**28**	**25**	**23**	**21**	**63**	**50**	**42**	**36**	**31**	**28**
	300	43	38	33	30	27	25	75	60	50	43	38	33
	400	57	50	44	40	36	33	100	80	67	57	50	44
	500	71	63	56	50	45	42	125	100	83	71	63	56
	600	86	75	67	60	55	50	150	120	100	86	75	67
	700	100	88	78	70	64	58	175	140	117	100	88	78
	800	114	100	89	80	73	67	200	160	133	114	100	89
	900	129	113	100	90	82	75	225	180	150	129	113	100
	1000	143	125	111	100	91	83	250	200	167	143	125	111

Set Your Goal: Keep It Simple, Slim

This simple graph will help you keep track of your weight loss. An explanation of how to use this graph is found on page viii. Refer to the example given there and start plotting your own progress on this page. You should aim for the straight line loss for the best results. And remember, the Law of Progression: One pound lost brings you closer to your goal than if you did not lose anything at all. Do not be discouraged.

Starting weight ____________

Ideal weight ____________

Starting date ____________

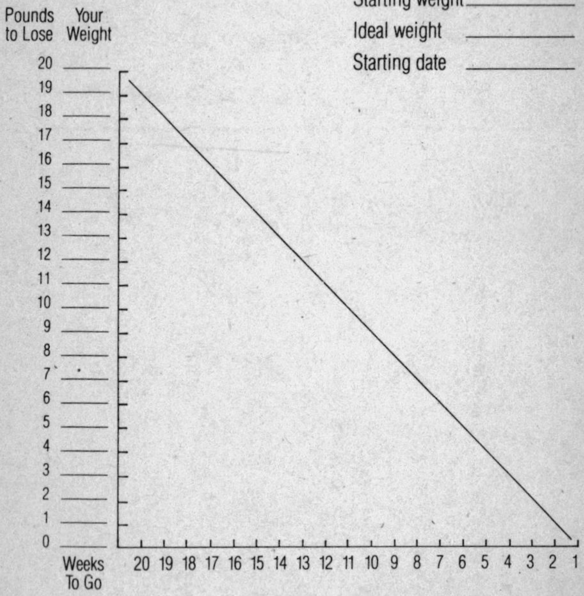

Bibliography

Bailey, Covert	*Fit or Fat?*	Houghton Mifflin Co., 1977
Barnett, Robert	"Why Fat Makes You Fatter"	*American Health,* May 1986
Brody, Jane	*Jane Brody's Nutrition Book*	Bantam Books, 1982
Caper, Jean	*The Brand-Name Nutrition Counter*	Bantam Books, 1985
Cooper, K.	*The Aerobic Way*	M. Evans, 1977
Cooper, Kenneth H.	*The Aerobics Program for Total Well-Being*	Bantam Books, 1982
Ernsberger, Paul	"The Death of Dieting"	*American Health,* Jan. 1985
Ernst, K.F.	*The Complete Calories Counter for Dining Out*	Jove, 1981
Fixx, James	*The Complete Book of Running*	Random House, 1977
Hausman, Patricia	*Nutrition Counter*	Ballantine Books, 1984
Higdon, H.	*The Complete Diet for Runners*	World Publications, 1978
Katahn, Martin	*The 200 Calorie Solution*	Norton, 1982
Kraus, Barbara	*Calories and Carbohydrates*	Signet, 1981
Kaufman, W.	*Calorie Guide to Brand Names*	Jove, 1970
Kuntzleman, C.	*Diet Free*	Rodale, 1981
Mannerberg, Don	*Aerobic Nutrition*	Hawthorn/ Dutton, 1981
Pennington, Jean Church, Helen	*Food Values of Portion Commonly Used*	Perennial Library, 1985

Pritikin, N. Leonard J. Hofer, L.	*Live Longer Now*	Grosset & Dunlap, 1974
Rechtschaffer, J. Carola, R.	*Dr. Rechtschaffer's Diet*	Random House, 1980
Tessler, Gordon	*Lazy Person's Guide to Better Nutrition*	Better Health Publishers, 1984
USDA	Nutrition Value of American Foods Agriculture Handbook #8	U.S. Govt. Printing Office, 1985
USDA	Nutritive Value of Foods Home/Garden Bulletin #72	U.S. Govt. Printing Office, 1986
USDA	Nutritive Values of American Foods Agriculture Handbook #456	U.S. Govt. Printing Office, 1983

Association Publications

American Running and Fitness Association

Running and Fitness News
Vol. 2 #1 (March 1984) to
Vol. 4 #7 (July 1986)

Tufts University

Diet and Nutrition Letter
Vol. 3 #11 (Jan. 1986)
Vol. 3 #12 (Feb. 1986)

University of California, Berkeley

Wellness Letter
Vol. 2 #8 (May 1986)
Vol. 1 #12 (Sept. 1985)
Vol. 1 #10 (July 1985)
Vol. 1 #8 (May 1985)
Vol. 1 #6 (March 1985)
Vol. 1 #5 (Feb. 1985)
Vol. 1 #4 (Jan. 1985)

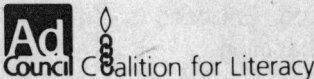

A MEMO FROM THE FAT RAT

★ ★ ★

The Fat Rat Wellness Letter

☆

Here's a special offer to readers of CALORIES BURNED PER MINUTE. The Fat Rat wants to know who you are and to hear your comments. Write me at the address listed below. If you help me with the postage and handling by enclosing a one dollar bill (no checks, please), you will receive the Fat Rat Wellness Letter and a Fat Rat key fob.

FRAPCO, Inc.
5415 Estates Drive
Oakland, CA 94618

Yes, I want a copy of the Fat Rat Wellness Letter and Fat Rat key fob. Enclosed is one U.S. dollar bill for postage and handling.

Name. . . . .
Street. . . . .
City. . . . . State. . . . . . .Zip. . . . . .